JN006199

救国シンクタンク叢書

# コロナ禍を記録する

## 後世に語り継ぐためのアーカイブズ

救国シンクタンク ［編］

総合教育出版

# はじめに

（一社）救国シンクタンク理事長兼所長

倉山満

なぜ記録が重要なのか。

歴史学とは、あらゆる史料を基にして事実を再現する学問だが、最も難しいのは、その時代の常識を再現することだ。自分が生きている時代の常識を再現するのも難しいが、自分が生きていない時代の常識を再現するとなると、なお難しい。そもそも何が常識かすら、人によって違う。

科学では再現可能性が求められるが、歴史学では完全な再現は不可能である。また、仮にタイムマシーンが存在して過去に行くことができたとして、「その時代の常識」を再現し且つ万人が納得する方法論があるだろうか。その意味で歴史学は常に不完全だが、完全たろうとする努力こそが歴史学の方法論である。そして科学的であろうとする方法論の土台が、記録である。

記録は再現しようとする努力の根拠となる。歴史学で扱う史料は、文字史料とは限らない。近代史は「すべての史料を読むことが不可能」が前提だが、さらに最近はデジタル史料も大量に出現している。そもそも、すべての史料の収集そのものが不可能である。

ただ、歴史学のような人文科学は不完全を宿命づけられているが、優れた自然科学者もまた己の仕事が常に不完全であることを自覚している。だからこそ優れた自然科学者は、総じて謙虚であり、自分が生きている今の時点では最善たろうとする良心は持ち合わせている。逆に、自分が完全であると認識した時点で、傲慢であろう。

たとえば、我が国でも千年以上も昔は、疫病が流行すると、寺を建て、大仏を作り、僧侶を集めて祈った。後世の視点で見ると、明らかに科学的ではないと断定できる。しかし、千年以上も昔の人たちが科学的たろうとしなかったと、果たして断罪できるだろうか。

そして、現代の科学が、未来の人々の視点で科学的だと言い切れ

るだろうか。もし言いきれたとしたら、それは傲慢ではないのか。大事なのは、科学的であろうとする姿勢であり、検証し続けることではなかろうか。

　我々はコロナ禍を経験した。コロナ禍では過去に経験していない多くの事が行われた。そして、その記憶は、既に風化し始めている。人はその時代に生きていても、数年も経てば記憶が薄れる。その時点では社会の常識だった事象も、忘れられていく。だからこそ、記録せねばならない。記録しなければ歴史に残らないから、史料が後世に存在しなくなる。

　私が救国シンクタンクの事業として「コロナ禍を記録しよう」と決断したのは、第一回の緊急事態宣言が行われた2020年である。緊急事態宣言とは言うなれば、「未知で未曾有の伝染病に対し、日本の経済を止めてでも対処しようとの決断」である。その実態と問題点は、救国シンクタンク編『自由主義の基盤としての財産権　コロナ禍で侵害された日本国民の権利』（総合教育出版、2022年）を参照されたい。

　まさかその時には緊急事態宣言が四回も行われるとは思わなかったが、「これは記録せねば」と決断した。ちなみに、四回の緊急事態宣言の期間は以下である。

第一回　：2020/4/7(火) ～ 2020/5/25(木)
第二回　：2021/1/8(金) ～ 2021/3/21(日)
第三回　：2021/4/25(日) ～ 2021/6/20(日)
第四回　：2021/7/12(月) ～ 2021/9/30(木)

　　　　　　　　　　＊すべて東京の場合。地域差がある。

　私がコロナ禍の記録を決断した理由は、コロナ禍に終わる見込みが全く見えなかったからだ。実際に着手したのは、2020年9月である。

政府は、公文書は保存する。一方で、私文書を保存する義務はない。緊急事態宣言を発出するか否かに関し、SNS上の議論も大きく影響した。未知の伝染病に際し百家争鳴、「ゼロコロナ」的言説が圧倒的多数で、「ウィズコロナ」的言説は少数派であった。ここで「的言説」とあえて曖昧な表現をしたが、コロナを根絶しようとする「ゼロコロナ派」とコロナを根絶しなくて良い「ウィズコロナ派」のように、明快な区分けができる訳ではなく、比較的そういう傾向があるとしか言いようがないからだ。それらの言説の記録にこそ意味があるのは自明であろう。そういう、いわゆるインフルエンサーの言説が、史上初かつ多発された緊急事態宣言の政策決定に影響を与えたからこそ、記録するのである。しかも、SNSでの言論は何もしないと言いっぱなしで消えていくものだが、起きた事はあまりに重大である。

　本書では、主にツイッター（現「X」）での発言を取り上げた。これはSNSの中で、ツイッターの拡散力が圧倒的だからである。

　本書で取り上げた人物は、同時代に生きていれば当たり前のように知っている有名人、あるいは、その言説が決定的に影響力を持った人々である。影響力があってもSNSを行わない人物（たとえば、中川俊男日本医師会長、岡田晴恵白鷗大学教授、松本哲哉国際医療福祉大学教授）の言説は拾えなかったが、テレビや記者会見などでの発言が影響力を持った事実だけは、この本書冒頭で記しておく。テレビ番組の記録も将来の課題であると考えている。

　発言を収集した人物は、医師と政治家に分けた。

　医師の中では、尾身茂・尾崎治夫・西浦博の各氏はその言動が政府の政策決定に直接の影響を与えうる立場にあった。忽那賢志・岩田健太郎・木下喬弘の三氏は、民間人の立場で発信し、政府の政策を推進するのに影響力を持った。

　これに対し、長尾和宏・木村盛世・大木隆夫の三人は立場を異にし、政府の方針に対して批判的な立場を取る少数派として紹介した。

　政治家の、河野太郎・小池百合子・吉村洋文・西村康稔・加藤勝

信の諸氏は、コロナ禍の最中にSNSで発信をしていた、日本政府閣僚あるいは大都市の首長なので、取り上げた。

　作業の方法論は私が総責任者の立場で常に確認していた。詳細は「序」に譲る。ただし、「特徴的な発言」の抽出のみは作業者に委ねた。なぜなら、作業をしている最中に見えてくる部分があるからだ。基本的には、「同時代を生きていると当たり前のように知っていたことの記録」を重視したが、調べて見ると同時代人でも知らない意外な事実に気付く。

　いくつか、例を挙げていこう。

　SNSでは「医クラ」と呼ばれる医師（多くは匿名）の言説が影響力を持ち、ゼロコロナ的な言説への批判は「炎上」と呼ばれる袋叩き状態になったものだ。その中でも、イベルメクチンという薬を推奨する発言者を批判する風潮が強かったが、尾崎氏はイベルメクチンを推奨している。また、尾崎氏はワクチン接種に慎重で、PCR検査に懐疑的な発言もしており、コロナの「2類相当」の見直しも早くから訴えている。尾崎氏はウィズコロナ派から批判されて本人も自覚している発言をしているが、意外ではなかろうか。ちなみに医クラとは医師クラスターの略である。

　また、自ら「8割オジサン」を名乗った西浦氏が、明確にゼロコロナを否定する発言をしていると知ると、驚くのではなかろうか。そもそも「8割オジサン」は西浦氏が自ら名乗ったという事実すら知られていないのではなかろうか。

　忽那氏は「3密」の名付け親を自称しているが、当初はマスクの効果に懐疑的な発言を残している。

　私は日ごろ言論の発信を生業としているが、言論人の評価は「誰が一貫して正しいことを言い続けたか」によってのみなされると確信している。

　それが誰かを検証する作業の一助になれば、幸いである。

**コロナ禍を記録する　後世に語り継ぐためのアーカイブズ**

**目 次**

# 本 論　コロナ禍中の要人発言

## 凡 例

**（前略）（中略）（攻略）について：**
フェイスブック、ブログ投稿の場合、常に抜粋なので、（前略）（攻略）
は省略し、（中略）のみ表示。
一方、ツイッター投稿は基本的に投稿全文を掲載している。まれに投
稿中に省略している場合は（前略）（中略）（攻略）を表示。

**ツイッター投稿をつなぐ「｜」について：**
　｜（連続ツイート）：本人の連続投稿。
　｜（中略）：連続投稿やスレッドの間の投稿が省略されている。
　｜（○○の投稿を引用ツイートする形で以下）：○○の引用ツイート。

# 序 論

# 1. 本書について

## 1-1. 本書の性質

　本書は、（一社）救国シンクタンクが、しがく総合研究所と倉山塾の協力により行ったプロジェクト「コロナ禍を記録する」を書籍化したものである。

## 1-2. 本書の目的

　2020年4月7日、新型コロナウイルス感染症に関する緊急事態宣言が出された。緊急事態宣言は一度にとどまらず、その後も、計4回も出されることになった。その他にも、度重なる「まん延防止等重点措置」の発令、Go Toトラベル、オリンピックの延期など、政策上の意思決定が数多く打ち出された。

　未知の疫病の世界的流行に世界中がパニックを起こし、日本もまたコロナ禍に揺れた。

　コロナ禍の日本において、多くの論者が大メディアやSNSで発信を行い、世論形成に影響を与えてきた。彼らの中には、政府の意思決定に直接的に関わっている者もいて、その発言は、個人的なものであっても、社会的・政治的影響力が大きい。

　問題は、公文書に指定された文書には政府で保管する規定があるが、それ以外の公的機関の意思決定に関与した文書には、保管する規定がない。さらに、紙媒体の図書ならば原則として国会図書館で保存する規定があるが、インターネットでなされた発言は時間とともに消えてしまうものが多い。とくに、個人が自由に発信できるSNSでは、いつ投稿が削除されてもおかしくない。

　消されてしまえば、同時代的にはどんなに影響力のあった発言であっても、後世には伝わらない。コロナ禍後に生まれ、この騒動を経験していない世代の歴史家・政治学者が、当時の政策意思決定の

過程を調べようとしても、もはや重要な史料が消失してしまって検証できないという事態にもなりうる。

　本書発刊時点の2024年3月現在でも、すでにコロナ禍の記憶、特に初期の騒動や政府・メディアの対応、要人の発言などは忘れられつつある。最初の緊急事態宣言がいつ行われたのかなども、多くの人は、もはやはっきりとは覚えていないのではないだろうか。

　そこで、インターネット上の私文書を収集し、公文書として保存するべく、救国シンクタンクで「『コロナ禍を記録する』プロジェクト」を立ち上げた。

　プロジェクトそのものはコロナ禍の最中から進行していたが、2023年5月より新型コロナが5類となり、この時点をもって「コロナは収束」したと考え、調査史料をまとめることにした。

　本書の目的は、記録を未来へ残すこと、後世の人々へ向けてのアーカイブづくりにあり、読者および史料の閲覧者としては後世の人々を想定している。

　そのため、コロナ禍を知る同時代の読者には、当たり前の事実や、くどい表現もあるかもしれない。しかし、その一方で、コロナ禍を経験したばかりの今、史料を収集した我々ですら忘れている事実を再発見して、驚くことも多々あったことを感想として添えておきたい。

　以下、調査の対象や方法論などを述べていく。


## 2. 調査の対象

### 2-1. 対象期間

　2019年12月1日〜2023年5月7日

　新型コロナウイルスの感染が最初に確認されたのは中華人民共和国の武漢であり、最初は「武漢肺炎」と呼ばれていた。当初は詳し

い情報が中国国外に出ておらず、2020年1月ごろから徐々に新型コロナウイルスの状況が日本国内でも話題になり始めた。そのため、その1か月前の2019年12月を収集開始期間とした。

また、コロナ禍が収束した時期は、新型コロナウイルスが感染症法上の区分が5類となる直前の2023年5月7日とした。

## 2-2. 対象者

政府の専門家会議と諮問会議を中心に、当時政府の意思決定に直接または間接的に影響を及ぼした人物、コロナ禍関連の言論をメディアや書籍で発信した人物（医師・政治家）14名を、民間での発信力も考慮して、選定。

各人「人物」の項に著書を紹介しているが、主にコロナ関連のものに絞り、他の著作は挙げていない。

## 2-3. 対象文書

国内の利用者数が多く、有料であるなどの閲覧制限がないオープンなSNSの内、主に文字で投稿を行う媒体を収集対象とした。特にツイッターを基本とし、必要に応じて、フェイスブック、インスタグラム（インスタライブ）、ブログ、ニコニコ動画を対象とした。

なお、「Twitter」は2023年7月に「X」と改称され、「ツイート」も「ポスト」になるなど用語が変更されたが、本書では、調査期間のすべてが変更以前であるため、「ツイッター」「ツイート」と表記する。

ツイッターには字数制限があり、連続する文章をいくつものツイートにわけて投稿した場合でも、各ツイートを1件とカウントしている。そのため、フェイスブックやブログを主な発信源とする対象者の場合、同じ文章量あたりの「件数」はツイッター利用者より少なめとなる。

# 3. 調査方法

## 3-1. 共通のキーワード13語

　以下の13語は、本書で扱う14名すべての発信を検索するにあたって用いた共通の検索キーワードである。話題となり、騒動や炎上の元ともなった言葉、コロナ禍中に生きた人間ならば、当たり前に知っているであろうと思われるキーワードを選定した。

　その他、各人に特徴的な発言内容も検索した。その場合のキーワードは次章以降、各人の項に掲載している。

　なお、以下、各キーワード右のカッコ（　　）内には、表記の揺れを考慮した程度を表す。例えば「8割（8割、8割）」はアラビア数字の8を全角と半角の両方で、「ワクチン（ワクチン）」は「ワクチン」だけで検索したことを示す。表記の揺れは本人の打ち間違いなどを含め、無数に考えられるので、漏れがあるであろうが、最大限の努力はした。

### •2類（2類、2類、5類、5類）

　新型コロナウイルスは、感染症法で「2類相当」という扱いであった。なお、1類（エボラ出血熱、ペストなど）・2類（結核、ジフテリア・SARS・MERSなど）・3類（コレラ・赤痢・腸チフスなど）・4類（黄熱・狂犬病・日本脳炎など）・5類（百日咳・風疹・梅毒・破傷風・インフルエンザなど）である。

　インフルエンザと同程度の「5類相当」に変更するべきだという議論が早い時期からあったものの、実際には、ようやく2023年5月8日に「5類」に移行した。

　新型コロナウイルスは、厳密には「新型インフルエンザ等感染症」に位置づけられる。一般に「2類相当」とされるが、外出自粛要請など2類以上に厳しい措置をとることも可能で、緊急事態宣言

のような強い行動制限もできる。

## •8割 （8割、8割）

2020年4月7日、1回目の緊急事態宣言が表明され、当時の安倍晋三首相は、当日の記者会見で、「人と人との接触の8割削減」が必要だと呼びかけた。厚生労働省クラスター対策班の西浦博氏によるシミュレーションにより提唱されたものである。同月15日、西浦氏は「人と人との接触を8割減らさないと、日本で約42万人が新型コロナで死亡する」と唱え、マスコミは大きく取り上げた。西浦氏は「8割おじさん」と呼ばれるようになる。国民生活に大きな影響を与えたキーワードである。

## •Go To （goto、 G oto、g o to、go T o、got o、 G o to、 G o T o、 G o t o、g o T o、g o t o、go T o、g o T o、G o T o、 G o t o、 G o T o、 G o T o、go to、G o to、g o to、go T o、got o、 G o to、 G o T o、 G o t o、g o T o、got o、go T o、g o T o、 G o T o、 G o to、 G o T o、 G o T o、go to、G o to、g o to、go T o、go to、 G o to、G o T o、G o t o、g o T o、g o to、go T o、g o T o、G o T o、G o t o、G o T o、G o T o）

新型コロナウイルスの経済対策として2020年7月より政府が実施した旅行、飲食、イベントなどの需要喚起事業が「Go To キャンペーン」である。旅行代金の1/2を支援する「Go To トラベル」が代表的。政府は補正予算を2020年4月7日に閣議決定したが、この日は1度目の緊急事態宣言が出された日であった。

## •PCR （PCR）

PCR（Polymerase Chain Reaction）検査とは、ウイルスなどの遺伝子（DNA）を増幅させて検出する技術。新型コロナウイルスに特徴的な遺伝子の配列を検出して、陽性(＋)、もしくは陰性(－)

で判定。ただし、感度 ( 感染者が PCR 検査で陽性になる割合 ) は70％ほどで、偽陽性・偽陰性が発生する。抗原検査が行われるまでは唯一の検査方法であった。

● **オリンピック**（オリンピック、五輪、オリパラ）

　4 年に 1 度の国家的行事であるオリンピック。本来 2020 年に東京で開かれるはずであったが、新型コロナのため 2021 年に延期となった。しかし、2021 年の開催にも反対の声が上がり、直前まで賛否両論の議論が収まらなかった。結局、2021 年 7 月 23 日〜 8 月 8 日、オリンピックは行われたが、首都圏 1 都 3 県のオリンピック会場では異例の無観客開催となった。

● **緊急事態宣言**（緊急事態宣言）

　コロナ禍では、2021 年 4 月 7 日に日本史上初の緊急事態宣言が発令された。以降、2022 年 6 月までに 4 回の緊急事態宣言が発令され、外出自粛の協力要請、催物の開催制限、各種施設の使用制限、感染対策の徹底が要請された。あくまでも「要請」であるが、従わないことによる不利益は大きく、無視できない社会的圧力となって、国民生活を圧迫した。その同調圧力は「自粛警察」「マスク警察」などと呼ばれた。

　ちなみに、東京都では、2021 年 1 月〜 9 月の 9 か月で緊急事態宣言とそれに付随するまん延防止等重点措置に該当しない「ふつうの日」は 28 日間のみであった。

● **3 密**（三密、3 密、３密、密閉、密集、密接、3 条件、３条件）

　密閉・密集・密接を 3 密という。密閉は換気が十分にできない場所や状況。密集は多くの人が集まること。密接は近い距離で発声・行動すること。コロナ禍において、集団感染をふせぐために「3 密を避けなければならない」としばしば注意喚起され、2020 年の流行語大賞にも選ばれた。

- **自粛**（自粛）

　コロナ禍においては「外出自粛」「移動自粛」「営業自粛」など活動を控えることが要請された。2021年1月〜10月では、自粛による飲食店の倒産は260件と約5割（構成比46.6％）となり、経済や生活に大きな影響を与えた。

- **ゼロコロナ**（ゼロコロナ）

　自粛が推進されていった背景に「ゼロコロナ」という考え方がある。徹底的に感染を抑えるために自粛をする必要があるという主張である。これは日本医師会会長だった中川俊男氏が主張しており（m3.com "「ゼロコロナ」目指すことこそ最強の経済対策－中川俊男・日医会長に聞く◆ Vol.3" 2021.03.03）、コロナ禍の日本人の生活に大きな影響を与えた。これに対して感染をゼロにするのは無理として、コロナと共にいかに生きるかを考えたほうが建設的と主張する人々は「ウィズコロナ」派と呼ばれた。

- **ソーシャルディスタンス**（ソーシャルディスタンス、Social distancing）

　人と人が距離を保つことで密接や接触を避ける公衆衛生上の方策。大きなグループでの集会や人ごみを避けることなども含む。「社会的距離」「人的接触距離」などの日本語もあるが、人口に膾炙し、社会的に定着したのは「ソーシャルディスタンス」であった。2020年の流行語大賞にも選ばれた。

- **マスク**（マスク）

　2020年5月4日に、専門家会議の提言「新しい生活様式」の中で、感染防止の3つの基本としてマスクの着用が位置づけられるなど、コロナ対策として重視された。2021年1月〜10月、マスクの売り上げは前年比4.25倍となった。コロナ禍における生活必需品

になる。

- **ロックダウン**（ロックダウン、Lockdown）

緊急事態において特定の地域への出入りが禁止され、違反すれば法的処罰を伴う状況のこと。日本では行われていないが、コロナが蔓延していた世界各地でロックダウンが行われ、外出を徹底的に規制した。

- **ワクチン**（ワクチン）

コロナ禍以前からワクチンに懐疑的な人々はいたが、新型コロナウイルスワクチンに関しては、前例のないタイプのワクチン（mRNA ワクチン＝メッセンジャー RNA ワクチン）が異例のスピードで認可され、安全性への不安が増す要因となった。しかも、日本製ワクチンは開発が遅れ、輸入するしかない状況であった。ワクチンが製造できる国は限られており、世界でワクチンをめぐる争奪戦が起こった。中国、ロシア、インドが欧米の高価なワクチンが入手できない低所得国にワクチンを輸出するなど、外交的影響力を行使しようとの意図があると言われ、「ワクチン外交」とも呼ばれた。

日本では、2021 年 2 月から新型コロナウイルスワクチンの接種が開始された。当時の菅義偉首相は「切り札」と称し、積極的にワクチン接種を推奨した。

### 3-2. 集計

以上の共通検索キーワード、および各項掲載の個人的検索キーワードについて、「調査票シート」を作成し、投稿のスクリーンショットを収集した。

後世の人に生データを残すというアーカイブ的な意味の重要性は先にも述べたが、定量的な分析は、同時代に生きる我々にとってもメリットがある。

人間は、えてして「この人はこんなことを言っていた（ような気がする）」「この人は、これについてこう言っていたに違いない」のように、思い込みや印象で捉えがちだが、データを分析することによって、本当にそうなのかを実際に検証することができる。

　以下の調査方法は、どのような手法やプログラミングでデータを処理したかなどの技術的な話なので、プログラミングなどについて専門知識のある方以外は、次章以降から読み始めていただき、手法に興味がわいたところで戻っていただくことをおすすめする。

　関数やプログラミングに親しんでいる方には、ぜひこれを参考にしていただき、同様の、あるいは、より精緻な分析を行っていただけたら幸いである。

## 3-2-1.【調査表シート】

　Microsoft365 の製品である Excel（バージョン 2307）を使用し、各対象人物ごとに「調査表シート」を作成した。

　各キーワードについて、各対象者が、どんなツイートを、どの程度の頻度で投稿しているかを調査。

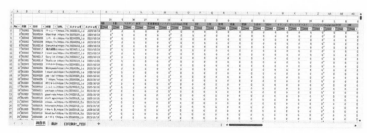

図 1 「調査表シート」

・A 列＿ No.

　日付の昇順整列に対するインクリメント。

・B 列＿投稿年月

　月別の件数をカウントするため、投稿日付を「yyyymm」形式

で記載。

・C列＿日付

日付の件数をカウントするため、投稿日付を「yyyymmdd」形式で記載。

・D列＿内容

投稿内容を記載。

・E列＿URL

投稿内容のURLを記載。

また、ホームタブの「条件付き書式設定」から、ルール種類の「一意の値または重複する値だけを書式設定」を選択し、任意の背景色で書式を設定。

※同じURLを入力した場合、設定した背景色に変更されるため、作業員の入力ミス防止となる。

・F列＿スクショ名

保存したスクリーンショットのファイル名を記載。

F5セルの場合の関数

「=C5&"_"&COUNTIFS($C$4:C5,C5)&".png"」。

・G列＿スクショ作成日

保存したスクリーンショットの保存日を「yyyy/m/d」形式で記載。

・H列以下の2行目＿キーワード該当投稿の総計（H2, I2, J2…）

各キーワード（H列以下の3行目）が内容（D列）に含まれる投稿数を集計。

H2セルの場合の関数「=MAX(H5:H10000)」。

なお関数の数字「10000」に該当する部分は対象投稿数以上の値で任意の数を設定。

・H列以下の3行目＿キーワード（H3,I3,J3…）

集計対象のキーワードを記載。

・H列以下の5行目以降＿キーワード検索結果（H5,I5,J5…H6,I6,J6…）

D列の「内容」に対し、当該列3行目に入力されたキーワード

が含まれるセルに対し、「1」から昇順で番号付け。
H5 セルの場合の関数「=IF(COUNTIF($D5,"*"& H$3&"*")=1,COUNTIFS(H$4:H4,"<>0",H$4:H4,"<>")+1,0)」。

また、表記ゆれを考慮する場合、二重でカウントしないよう関数を修正した。以下の例は、H 列と I 列に表記ゆれを考慮した検索文字を想定した場合の、I5 セルの関数。
「=IF(COUNTIF($D5,"*"& H$3&"*")<>1,IF(COUNTIF($D5,"*"&I$3&"*")=1,COUNTIFS(I$4:I4,"<>0",I$4:I4,"<>")+1,0),0)」

なお、別のキーワードを抽出したい場合は、調査表シートの H 列以下の 3 行目を書き換える。

3-2-2.【日付集計 _ 月別シート】
そもそも、何件の投稿があるのか、何月の投稿が多いのかなどの調査には、以下の「日付集計 _ 月別」を使用。

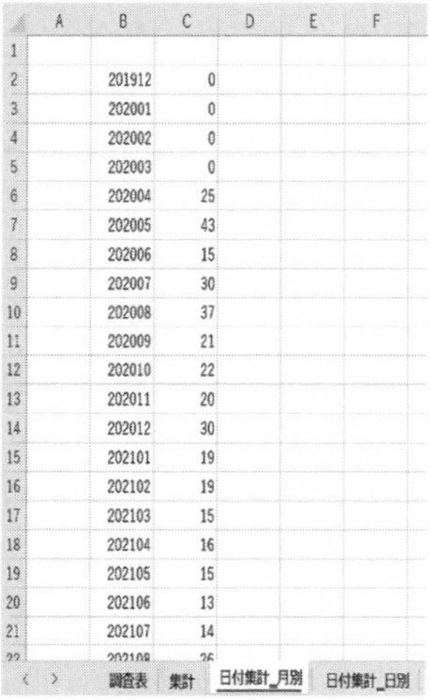

| | A | B | C | D | E | F |
|---|---|---|---|---|---|---|
| 1 | | | | | | |
| 2 | | 201912 | 0 | | | |
| 3 | | 202001 | 0 | | | |
| 4 | | 202002 | 0 | | | |
| 5 | | 202003 | 0 | | | |
| 6 | | 202004 | 25 | | | |
| 7 | | 202005 | 43 | | | |
| 8 | | 202006 | 15 | | | |
| 9 | | 202007 | 30 | | | |
| 10 | | 202008 | 37 | | | |
| 11 | | 202009 | 21 | | | |
| 12 | | 202010 | 22 | | | |
| 13 | | 202011 | 20 | | | |
| 14 | | 202012 | 30 | | | |
| 15 | | 202101 | 19 | | | |
| 16 | | 202102 | 19 | | | |
| 17 | | 202103 | 15 | | | |
| 18 | | 202104 | 16 | | | |
| 19 | | 202105 | 15 | | | |
| 20 | | 202106 | 13 | | | |
| 21 | | 202107 | 14 | | | |
| 22 | | 202108 | 26 | | | |



図 3「日付集計 _ 月別」

・B 列

　2019 年 12 月から 2023 年 5 月までの各月を「yyyymm」形式で記載。

・C 列

　各月の全ツイート数を「調査表シート」から集計する。

　C2 セルの場合の関数「=COUNTIF( 調査表 !B:B,B2)」。

### 3-3. 投稿の収集方法

【Twitter】

・投稿の検索

　「https://twitter.com/home」を開き、検索条件に「from:@ 対象のユーザ名  since:2019-12-1  until:2023-5-7」で検索する。これによって、対象の人の対象期間のツイートが表示できる。

　なお、表示制限のために対象期間の全ツイートが表示できない場合は、日付を区切って検索する。

・内容を目録に入力

　検索内容を全てコピーし、目録の D 列に入力する。

　参照 URL がある場合は、URL をコピーして内容の最終文字の後にペーストする。

・URL を目録に入力する

　対象投稿の日付を右クリックし、URL をコピーして目録の E 列に入力する。

・日付を目録に入力する

　対象投稿の日付を目視確認し、目録の B 列 C 列に入力する。

【Facebook】

・対象ユーザの検索

　Facebook の対象ユーザの「投稿」画面を開く。

　投稿の「フィルター」を押下し、「年」「月」「日」をそれぞれ入力し、「完了」を押下する。

・内容を目録に入力検索内容を全てコピーし、目録のD列に入力
する。
参照URLがある場合は、URLをコピーして内容の最終文字の
後にペーストする。
・URLを目録に入力する
対象投稿の日付を右クリックし、URLをコピーして目録のE列
に入力する。
・日付を目録に入力する
対象投稿の日付を目視確認し、目録のB列C列に入力する。

【Instagram】
・対象ユーザの検索
Instagramの対象ユーザのホーム画面を開く。
・内容を目録に入力
対象投稿者による最初の投稿文章をコピーし、目録のD列に入
力する。
参照URLがある場合は、URLをコピーして内容の最終文字の
後にペーストする。
・URLを目録に入力する
対象投稿のURLをコピーして目録のE列に入力する。
・日付を目録に入力する
対象投稿の日付を目視確認し、目録のB列C列に入力する。

## 3-4. 投稿のスクリーンショット取得方法

　目録に入力したURLを利用して、スクリーンショットの自
動取得を行い、必要に応じてGoogleChromeの拡張機能である
FireShotなどを利用して手作業でスクリーンショットを作成した。
　自動取得で使用するアプリは下記を利用した。
UiPath Studio（2023.8.0）　Community Edition

## 3-4-1.【UiPath のプログラム処理手順】

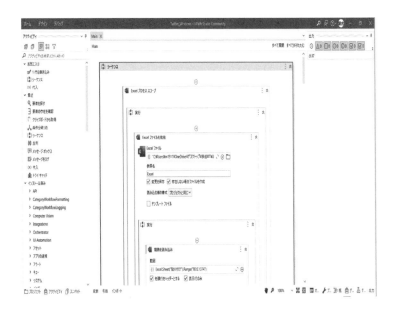

1．Excel ファイルから URL を読み込む

「Excel　プロセス　スコープ」に、「Excel ファイルを使用」を配置し任意のローカルフォルダに配置した目録を選択し、「範囲を読み込み」を配置して次の文字列を入力。

「Excel.Sheet(" 調査表 ").Range("E5:E ○○ ")」（※○○は任意の行数）

保存先を下記に指定する。

DT　（型：DataTable）

2．変数を設定

Count = 0　（型：Int32）

DayCheck　= 99999999　（型：Int32）

countRow=0 （型：Int32）
countN=1 （型：Int32）
errorCount1=0 （型：Int32）

3. 読み込んだExcelの行に対してスクリーンショットを取って
保存する
▷繰り返し（データテーブルの各行）
1で設定したDataTable型の変数「DT」の分、以降の処理を繰
り返す。
保存先をcountRow、保存する値に「countRow+1」をセット
し、処理回数をcountRowにセットする。

▷50件ごとに30秒のクールタイムをセット
条件分岐（if）をセットし、「countRow=countN*50」に該当す
る場合の処理に、待機をセットして期間「00h 00m 30. 000s」を
セットする

▷対象行の情報を各変数に設定
Pass　 ＝　 CurrentRow.Item("URL").ToString
Month　＝　 CurrentRow.Item(" 月別 ").ToString
Day　 ＝　 CurrentRow.Item(" 日付 ").ToString
Count　 ＝　 Count+1

▷日付ごとにフォルダ名、ファイル名を変えるため、前回処理デー
タの日付と比較する
Day=DayCheckの場合に以下変数をセット。
DayString ＝ Day+"_"+Count.ToString　 （DayStringの
型：String）
Day=DayCheckではない場合に以下変数をセット。
Count ＝ 1

DayCheck ＝ Day
DayString ＝ Day+"_"+Count.ToString

▷フォルダを作成する
「フォルダを作成」をセットし、「"任意のフォルダパス¥"+Month」をセット。

▷スクリーンショットを保存する
- 「ブラウザーを開く」をセットし、Pass を設定

- トライキャッチをセット
  (1)「ウィンドウを最大化」をセット
  (2)「待機」をセットし、「00h 00m 03.000s」を設定
  (3)「ウィンドウにアタッチ」をセットし、app タグについて「chrome.exe」を設定
 -「スクリーンショットを作成」をセットし、画面範囲を指定し、「属性」を任意で編集。
 - プロパティの「出力」に「スクショ」を設定
 - プロパティの「準備完了まで待機」に「WaitForReady.COMPLETE」を設定

- 「画像を保存」をセットし、画像に「スクショ」、ファイル名を下記で設定
  "（任意のフォーカルパス）\"+Month+"\"+DayString+".png"

- SystemException に対するキャッチ処理
- 下記変数を設定
  errorCount1 ＝ errorCount1+1
  cellRangge ＝ "A"+errorCount1.ToString
  cellRanggeB ＝ "B"+errorCount1.ToString

- Excel ファイルから URL を読み込む
 - 「Excel　プロセス　スコープ」に、「Excel ファイルを使用」を配置し任意のローカルフォルダに配置したエラー検出用ファイルを選択する。
 - 「セルに書き込み」をセットし、下記を設定。
  シート名：任意
  入力対象セル：cellRangge
  書き込み内容：DayString
 - 「セルに書き込み」をセットし、下記を設定。
  シート名：任意
  入力対象セル：cellRanggeB
  書き込み内容：Pass

▷「タブを閉じる」をセット

　連続実行により、応答が返ってこなかったなどの理由でスクリーンショットを失敗した場合、「SystemException に対するキャッチ処理」で設定したファイルに、失敗した日付ファイル名と URL を書き出しているため、再セットして取得しなおす。
　すでに、削除されていた場合は、目録の「スクショ名」から削除する。

3-4-2.【FireShot の操作手順】

▷ GoogleChrome を開いて「FireShot」で検索し、当該ページにて拡張機能を追加する。

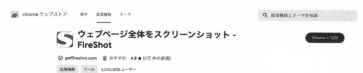

▷スクリーンショット 取得対象画面でページ全体のスクリーンショットを実行

　初期設定のショートカットは、Alt、Shift、1 の同時押しである。

▷「画像として保存」ボタンを押下して保存する。

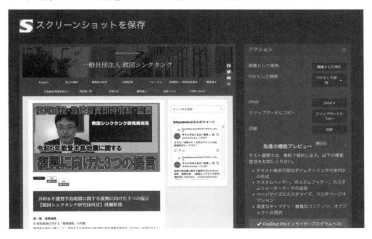

参考　国内の「SNS 利用状況」

| SNS | 名利用者数 / 閲覧数 | 備考 |
| --- | --- | --- |
| LINE | 約 6,689 万 | 2020 年 4 月の月間利用者数 |
| YouTube | 6,500 万以上 | 2020 年における 18 歳から 64 歳の月間ユーザ数 |
| Note | 約 6,300 万 | 2020 年 5 月時点の 1 ヶ月に note を訪問したアクティブブラウザ数 |
| Twitter | 約 4,500 万 | 2017 年 10 月時点の月間利用者数 |
| Instagram | 約 3,300 万 | 2019 年 3 月時点の月間アクティブユーザ数 |
| Facebook | 約 2,600 万 | 2019 年 7 月時点の月間のアクティブ利用者数 |

# 本 論
## コロナ禍中の要人発言

# 【医師編】

# 尾身茂
## （インスタグラム・インスタライブ投稿）

### 人物

　尾身氏は元 WHO（世界保健機関）西太平洋地域事務局感染症対策部部長で、コロナ禍においては、安倍晋三、菅義偉、岸田文雄3代の内閣において、新型コロナウイルス感染症対策分科会長をつとめ、「専門家のまとめ役」として、コロナ禍の政策に影響を与えた。

　著書に『1100日間の葛藤　新型コロナ・パンデミック、専門家たちの記録』（日経BP、2023年9月）、尾身氏インタビューが収められた『きしむ政治と科学　コロナ禍、尾身茂氏との対話』（牧原出・坂上博著、中央公論新社、2023年7月）がある。

### 尾身茂の発信

　コロナ禍にあって、新型コロナウイルス感染症対策分科会長として大手メディアにも再三にわたって登場し、実際に政府のコロナ関連政策に大きく影響を与えた人物として調査対象に選んだが、SNSでの発信はあまりしていない。

　Instagram のアカウントがあるが、頻繁に発信していたわけではない。対象期間中の全投稿件数は10件。共通キーワードでヒットしたものは「マスク」1件しかない。そのため本項は他の調査対象者についての体裁とは異なった叙述となっている。

　「共通キーワード」は Instagram 検索でヒットした「マスク」のみ。尾身氏のインスタライブから「地域医療機能推進機構（JCHO）・補助金・詐欺」「ワクチン・パスポート（ワクパス）」関連のコメントを抽出、最後に「まん延防止等重点措置（まんぼう）」

についてまとめた。SNS 以外の尾身氏をめぐる報道にも、かなり
紙面を割いた。

## 共通キーワード・マスク (1件)

　2021 年のクリスマスイブの日に、季節柄、忘年会や新年会など
のイベントを少人数で行うよう呼びかけている。動画および文章が
インスタグラムに投稿されている。文章は以下のとおり。

> ▶Instagram をご覧の皆さま、いつも感染対策にご協力していただき
> ありがとうございます。有志の会の尾身です。
> 残念ながらオミクロン株には、苦労しております。
> 昨日、大阪で、また今日、京都で感染経路不明なオミクロン例が
> 報告されています。
> 国内ではすでに複数のスポットでオミクロン感染が始まっていると
> 我々は考えています。オミクロン株の特徴は、2 日 3 日で倍々にな
> ってしまうほど感染拡大のスピードが速いことです。
>
> 医療供給体制は、かなり強化されましたが、この年末年始にしっか
> りと注意しないと準備が間に合わなくなる可能性があります。
> マスクの着用の継続はもとより、それ以外に 3 つのことをお願いし
> ます。
> 1 つ目です。
> 忘年会、新年会、クリスマスはなるべく少人数でおこなって下さい。
> 長時間あるいは大声は避けてください。
> 2 つ目です。
> 帰省や旅行の際にはその前に検査を受けてください。
> 3 つ目です。
> 具合が少しでも悪い場合は、検査をおこなってください。
> 薬局で検査キットを購入する場合は国が認めたものを活用してくだ
> さい。

検査をすることで、皆さん自身の命を守ると同時に、オミクロン対策にも役立つので、ぜひお願いいたします。

皆さん良いお年をお迎えください。（2021.12.24）

## 尾身インスタライブ関連キーワード　地域医療機能推進機構（JCHO）・補助金・詐欺

　2021 年 9 月、AERAdot. に尾身氏が理事長を務める地域医療機能推進機構（JCHO）の不正について、記事が出た。

---

**【独自】コロナ病床 30 〜 50％に空き、尾身茂氏が理事長の公的病院　132 億円の補助金「ぼったくり」**（2021.09.01）

政府分科会の尾身茂会長が理事長を務める地域医療機能推進機構（JCHO）傘下の東京都内の 5 つの公的病院で、183 床ある新型コロナウイルス患者用の病床が 30 〜 50％も使われていないことが、AERAdot. 編集部の調査でわかった。全国で自宅療養者が 11 万人以上とあふれ、医療がひっ迫する中で、コロナ患者の受け入れに消極的な JCHO の姿勢に対し、医師などからは批判の声があがっている。

---

**【独自】尾身理事長の医療法人がコロナ補助金などで 311 億円以上の収益増、有価証券運用は 130 億円も増加**（2021.09.24）

政府の新型コロナ対策分科会会長の尾身茂氏が理事長を務める地域医療機能推進機構（JCHO）で、コロナ対策などで給付された 300 億円以上の補助金で収益を大幅に増やす一方で、有価証券の運用も 130 億円増加させたことが、AERAdot. の取材でわかった。JCHO ではコロナ患者用の病床を用意し多額の補助金を受けながらも、患者を十分に受け入れていなかった実態がわかっており、厚生労働省などから批判があがっている。

　これが報道された後、2021年9月18日に尾身氏は「＃ねえねえ尾身さん」と書かれたT-シャツ姿でインスタライブを行っている。JCHOの「補助金詐欺」報道についても言及。「分科会の会長を務める者としては、こうした質問や批判に答える責任がある。……コロナ対応のためのベッド確保要請が政府からあり、自身も要請に応じるように対応した。しかし、看護士などの人員確保が困難で、計画に対し、平均して60％程度の確保状況となってしまった。この事実に対して、補助金の扱い方をどうするか国や自治体の方針判断に従って適切に行動をとりたい」などと述べた。

　つまり、だまして補助金をもらうような「詐欺行為」を行う意図はなかったものの、事実として計画に対して6割にとどまっている現状を認め、国や自治体からの、補助金の返還要請も含めた、今後の方針に従うとしている。

　このインスタライブは4万3000人が視聴し（中日スポーツ "「知恵を貸して」尾身茂会長の初インスタライブ、4万3000人視聴 "補助金ぼったくり" 指摘は「承知している」"）、多数のコメントが寄せられた。「おつかれさま」「わかりやすかった」「ありがとうございました」のようなポジティブなコメントもある一方で、「補助金詐欺」などについて批判するコメントが殺到。そのうちの一部を紹介する。

　なお、インスタライブは原則として一時的な配信であり、ライブが終了すると消えてしまう。ただし、アーカイブとして残す機能があり、該当アーカイブ動画 OMI LIVE #1 (https://www.instagram.com/p/CT9jM0OIxn_/) は2023年12月現在でも見られ、コメントを投稿することができる。全コメント数は2023年12月23日現在、2507件。

　以下、インスタライブにおけるコメント。


▶金返せ
　300億円返せよ。クソジジイ。

▶補助金詐欺師が　お前が311億円ボロ儲けしている間に小学生が自殺し、ビジネスが廃業し、いつくもの命がなくなってきた。恥を知れ

▶国民、子どもの自由を奪い迷惑をかけ132億円以上補助金詐欺して楽しいと発言。早く返金、謝罪して下さい。

▶で?結局132億もの補助金を有価証券に変えた説明になってんのか、これ?こんなのが許されるんならその辺のオレオレ詐欺なんぞ可愛いもんだよ?尾身信者の人達!トコトン議論しようぜ!

▶あれで補助金詐欺の言い訳が終わったとでも?国民を舐めるのもいい加減にしろよ!
　尾身信者の方々!全然構わないので俺に向かってこい!あれで補助金詐欺について納得したんだろ?

▶コロナ禍で国民は解雇、雇い止め、自営業廃業など、とことんお金に苦しんだんだ。そんな中、お前はJCHO理事長として悠然とお仲間に311億円もの補助金をつけボロ儲け。これは、デマ太郎（河野太郎）によるワクチン反強制接種に次ぐ、最大級の軽蔑に値するコロナ犯罪だ。　パンデミックでボロ儲け　コロナバブルでボロ儲け　国民自殺の脇でボロ儲け血の通う人間のできる業ではない。国民と金銭感覚が近い人に陣頭指揮を取ってもらいたかった。尾身だけならまだしも、奴に誘発されるように、医者の皮を被った金の亡者たちが大量に出没。PCR検査、ワクチン、空床補償で空前絶後のコロナバブルを享受した。こいつらさえいなければ、自殺者もワクチン被害者も大幅に減らせたはず。本当に悔しい…在らぬ形で命を奪われた方たちのためにも、逃げる尾身、逃げた医クラを絶対に許すわけにはいかない。

▶１年半不安を煽り続けて、マスコミに少し叩かれたら、ほんのわずかだけ病床を増やして、132億は要請があれば検討〔す〕るとか、最初から猫ババするつもりだった、ということではないでしょうか。世間ではそれを補助金詐欺と言います。補助金で看護師の募集や設備改修はできたのではないのでしょうか。アメリカの方が病床数が少ないのになぜ日本で医療崩壊するのでしょうか。それは傘下のJCHOなどが代表例として、コロナ患者を診ることを避けて、補助金だけを受け取りたいという意向が働いているからではないでしょうか。すでに12歳以上のワクチン接種率はアメリカを上回る見込みですが、大リーグやプロバスケット等は観客を受け入れています。分科会がなぜ人数制限を設けて、人流も減っているのに8月のお盆時期に感染者数が増えたのでしょうか。その解析はされた上でロックダウンの法整備が必要と主張されたのでしょうか。それと今まで若者が感染を広げるから、若者の機会は制限すべき、という見解だったと思いますが、若い人の自殺者数が女性を中心に増えているのをご存知でしょうか。飲食店は不景気でもなくなることは本来ないため、雇用の調節弁になっていましたが、分科会が不用意に飲食店を悪者にして、感染が悪だと分科会が間接的に広報したことで、感染してしまったばかりに精神的に苦しんでいる人がいることをご存知でしょうか。

編集者注：〔　〕は補足

　JCHOの問題は、その後も報じられているので、後日譚として、付加する。

医療介護CBマネジメント（2023.09.01）
**JCHO、22年度225億円の黒字。減収減益で黒字幅半減**

　全国で57病院などを運営する地域医療機能推進機構（JCHO）

は、2022年度の経常収支が224.5億円の黒字だったと 公表した。補助金を含む 経常収益が21年度から2.3%減ったのに対し、給与費などの経常費用は4.0%増え、減収減益 だった。

21年度には、新型 コロナウイルス感染症関連など補助金の収入が大幅に増えて480.3億円の黒字を確保していたが、22年度は黒字 幅が53.3% 縮小し、20年度（213.4億円）の水準に近づいた。

新型 コロナの感染が広がる前の19年度は41.7億円の黒字だった 。

---

PRESIDENT Online（2023.10.14）

**緊急事態宣言中でも病床は逼迫していなかった…病院経営者だけを潤した ” コロナ補助金 ” の不可解　補助金だけ受け取って患者を受け入れない「幽霊病床問題」**（執筆：上昌広　医療ガバナンス研究所理事長・医師）

**病院の経営者たちは補助金バブルに沸いていた**

新型コロナでチャンスが到来したのは医系技官だけではない。独立行政法人地域医療機能推進機構（JCHO）など、患者の受け入れに手を挙げた病院の経営者は、補助金バブルに沸いていた。第一線で新型コロナの患者の治療に当たった医師や看護師などの医療関係者は、感染者が膨大に増える度に大変な思いをしていたが、不眠不休で働いた医療者にきちんと報酬が行き渡っているのかも気になるところだ。

新型コロナ用の病床確保策として、2020～21年度、政府は新たに病床を確保した病院に重症者向けなら1床当たり1500万円、中等症以下なら450万円の補助金を出した。緊急事態宣言が発令された都道府県では1床当たり450万円が加算された。

2022年度になっても、新たに新型コロナ即応病床を追加した

病院には、1床当たり450万円が支給された。そのうえ、「病床確保支援事業」として新型コロナ専用病床として確保しているのに患者が入らなければ、一般病床で1床当たり1日約7万円、ICU（集中治療室）なら1床につき約30万円の補助金が出る仕組みになっていた。国民がコロナ不況や物価高騰にあえいでいるというのに、公的な大病院など新型コロナ関連の補助金を受け取った経営者たちは、かつてないほどの規模の補助金バブルにほくそえんでいたと思われる。

（中略）

国立病院機構やJCHOの病院、大学病院の中には、補助金を受け取っていながら、積極的に新型コロナの患者を受け入れなかった病院も少なくないようなのだ。

　JCHOは、以前は社会保険病院、厚生年金病院などと名乗っていた旧社会保険庁傘下の病院群で、北海道から九州まで全国57病院を経営している。

　デルタ株が出現して全国的に感染者が急増して、自宅待機者があふれた2021年夏の第5波の際には、JCHOは関連施設の約6％しか新型コロナ専用にしていなかったばかりか、その4割程度しか患者を受け入れていないことが発覚した。例えば、同年7月31日の新型コロナ受け入れ患者数は345人で、新型コロナ受け入れ病床の42％しか埋まっていなかった。このことは、補助金を搾取する「幽霊病床」として、各メディアがJCHOの理事長だった尾身茂氏を一斉に批判したので、ご記憶の方も多いことだろう。幽霊病床とは、実際には補助金をもらっているのに患者は受け入れていない病床のことだ。

## 第7波でもJCHOの患者受け入れ割合は72.4％だった

　批判を受けて厚生労働省は10月に、「適切に患者を受け入れていなかった場合には、病床確保料の返還や申請中の補助金の停止を含めた対応を行う」などと明記した通知を出し、同じ月に新

内閣を発足させた岸田文雄首相は、「幽霊病床の見える化」を宣言した。

　しかし、事態は大きく変わらず、患者を積極的に受け入れたとは思えない JCHO に補助金は投入され続けた。感染力の高いオミクロン株に置き換わって感染者が急激に増えた 2022 年夏の第 7 波の真最中の 8 月 3 日に医療ガバナンス研究所で調べてみたところ、JCHO の 57 病院の即応病床数 1085 床中患者を受け入れていたのはその 72.4％に当たる 786 床に過ぎなかった。同じ時期に即応病床の 125％患者を受け入れていた病院もあるというのに、JCHO が 72％というのはあまりにも寂しい。

### 「受け入れられなかった」のなら補助金は返還すべきだ

　仮に、医師や看護師などの医療従事者の中に多くの感染者や濃厚接触者が出て、患者を受け入れられなかったなどの理由があったのであれば、使わなかった補助金は即刻返還すべきだ。じゃぶじゃぶと補助金だけが注ぎ込まれ、感染者が増えたときに患者を受け入れていなくても返納されない仕組みを作った厚生労働省も批判されるべきだろう。何しろ JCHO の 47 病院へ 2020 年度に国や自治体からつぎ込まれたコロナ関連補助金は約 324 億円、2021 年度はさらに増えて約 569 億円に上った。新型コロナに国民が苦しんだ 2 年間で JCHO の内部留保は預貯金と有価証券を合わせて 1881 億円に膨れ上がっている。

### 尾身インスタライブ関連キーワード　ワクチン・パスポート（ワクパス）

　尾身氏および分科会は「ワクチン検査パッケージ」を政府に提案していた。ワクチンを接種した人にはワクチン接種証明、ワクチンを受けられない人、受けたくない人には特定の検査を受けてもらうという組み合わせ。ライブでも、これに触れ「差別や分断が起きるからワクチン・パスポートという言葉は使うべきではない」などと

も言っている。しかし、視聴者からは「言葉を変えても同じこと」のような批判が飛んできた。個人の生活に直結する話題でもあるためか、「ワクチン・パスポート」に関するコメント件数のほうが「補助金詐欺」関連するものより多い。

▶言葉変えてもワクチンパスポートは、変わらないよ。詐欺だね。監視社会を作る方便止めろ!

▶ワクパス反対!!!!!　いい加減にしろ!無意味なことするな!

▶ワクパス反対です。補助金について誤魔化し続けるのもいい加減にして。

▶ワクパスなんぞ誰もまともに受けないので無駄な税金これ以上使わないで下さい。　132億円以上補助金詐欺の説明、返金早くして下さい。

▶ワクパスは差別やいじめです。
　ワクチンパスポートは差別を産むだけです。強制では無いワクチンのはずが、この流れで半強制のようになっております。ワクパスは断固反対です。

## 尾身個人キーワード　まん延防止等重点措置(まんぼう)

　2020年から2021年にかけて、複数回にわたって「緊急事態宣言」が出されたが、それとは別に「まん延防止等重点措置」があった。

　「まん延防止等重点措置」は新型コロナウイルス対策の改正特別措置法で新設、2021年2月13日から施行された。「緊急事態宣言」とは「対象地域」や「要件」などが異なる。

　「緊急事態宣言」は、都道府県単位で出されるが、「まん延防止等

重点措置」は、政府が対象とした都道府県の知事が、市区町村など特定の地域を限定することができる。そして、「緊急事態宣言」は感染状況が最も深刻な「ステージ4」に相当するかどうかが目安になり、「まん延防止等重点措置」は、「ステージ3」、感染が局地的に、急速に広がっている場合は、「ステージ2」での適用も可。また、「まん延防止等重点措置」は、新規陽性者数などの状況を踏まえ、都道府県で感染の拡大のおそれがあり、医療の提供に支障が生じるおそれがあると認められる場合に適用。

## 緊急事態宣言とまん延防止等重点措置 NHK

| | 緊急事態宣言 | まん延防止等重点措置 |
|---|---|---|
| 対象地域 | 都道府県単位 | 政府が対象とした都道府県の知事が、市区町村など特定の地域を限定できる |
| 適用の目安 | 感染状況「ステージ4」に相当するか | 「ステージ3」を想定 |
| 要件 | | 「ステージ2」での適用も<br>・都道府県で感染の拡大のおそれ<br>・医療の提供に支障が生じるおそれ |

NHK 首都圏ナビ 2021 年 3 月 19 日より）

　尾身茂分科会会長が国会での答弁や記者会見で「まん延防止等重点措置」を略して「まんぼう」と何度も言い、SNS などでは「ふざけるな」との声があがった。また、魚のマンボウを連想させることから、マンボウが地域のトレードマークになっている宮城県気仙沼市は「まん防」と略すことに慎重になってほしいと要望を出した。

---

東京新聞
　「マンボウ」はやめて…　宮城県気仙沼市が「まん延防止等重点措置」の略称を気にする理由（2021.0403）

　魚のマンボウになじみの深い宮城県気仙沼市は３日までに、報道各社に向けて新型コロナウイルス対策の「まん延防止等重点措置」を「まん防」と略すことに慎重になってほしいと要望する文書を出した。

　市によると、地域で親しまれてきたマンボウは、東日本大震災で被災し、再建された道の駅「大谷海岸」のトレードマークになっている。文書は「人気のあるマンボウにとっても、再起を期す道の駅にとってもマイナスイメージとなりかねない」とつづった。

　市観光課の畠山勉課長は「神経質かもしれないが、マンボウとコロナが重なって連想されてしまうのは避けたい」とコメント。道の駅の小野寺正道駅長は「『マンボウでまん延防止』と前向きに捉えることもできるが、市の気持ちも理解できる」と話した。

# 尾崎治夫
## （Facebook 投稿等）

### 人物

　尾崎氏は、2015 年から東京都医師会の会長を、2016 年からは日本医師会の理事を務めている（2023 年 12 月現在現職）。

　日本医師会とは、令和 5 年 12 月 1 日の時点で会員約 17 万 6 千人を有する公益社団法人であり、47 都道府県医師会の会員から構成される。

　コロナ禍の期間、日本医師会会長は、横倉義武→中川俊男→松本吉郎（現職）と交代したが、同時期、尾崎氏は一貫して東京都医師会会長という要職にあったので、調査対象の一人に選定した。

### 尾崎治夫 Facebook 投稿とその傾向（概要）

　尾崎氏は、SNS 上では Facebook を多用しているため、Facebook 上の発言を記録した。

　なお、Facebook には字数制限がないこともあり、長文の投稿が多い。以下の引用は、ほとんどが投稿の一部である。引用文中、中間部を省略した場合（中略）を表示するが、（前略）（後略）は割愛。

尾崎氏の月別投稿数

| 年 | 月 | 投稿数 |
|---|---|---|
| 2019 | 12 | 0 |

| 年 | 月 | 投稿数 |
|---|---|---|
| 2020 | 1 | 0 |
| | 2 | 0 |
| | 3 | 4 |
| | 4 | 15 |
| | 5 | 15 |
| | 6 | 11 |
| | 7 | 16 |
| | 8 | 20 |
| | 9 | 8 |
| | 10 | 12 |
| | 11 | 19 |
| | 12 | 19 |

| 年 | 月 | 投稿数 |
|---|---|---|
| 2021 | 1 | 18 |
| | 2 | 13 |
| | 3 | 10 |
| | 4 | 8 |
| | 5 | 10 |
| | 6 | 7 |
| | 7 | 6 |
| | 8 | 15 |
| | 9 | 9 |
| | 10 | 9 |
| | 11 | 7 |
| | 12 | 5 |

| 年 | 月 | 投稿数 |
|---|---|---|
| 2022 | 1 | 11 |
| | 2 | 3 |
| | 3 | 3 |
| | 4 | 1 |
| | 5 | 4 |
| | 6 | 2 |
| | 7 | 1 |
| | 8 | 1 |
| | 9 | 2 |
| | 10 | 2 |
| | 11 | 4 |
| | 12 | 4 |

| 年 | 月 | 投稿数 |
|---|---|---|
| 2023 | 1 | 7 |
| | 2 | 3 |
| | 3 | 3 |
| | 4 | 5 |
| | 5 | 0 |

| 全投稿数 | 311 |
|---|---|

　対象期間における Facebook への全投稿件数は 311 件、ほとんどコロナ関連の発信となっている。

　尾崎氏がコロナに関して初めて投稿したのは、2020 年の 3 月のこと。それ以前は 1 年ほど Facebook への投稿自体がなかった。月別で最も多かったのは、2020 年 8 月の 20 件。同月の主な投稿内容は、新型コロナウイルスに関する政府の対応への批判に加えて、連合赤軍の一員だった兄に関する報道への反論であった。翌月に 8 件に下がったのを除けば、2022 年 4 月から 2021 年 3 月まで、1 年間ほど月 10 件〜 20 件のペースの投稿が続いている。

　また、2022 年 2 月 10 日、文藝春秋による「疑惑のカネ」報道に反論した投稿（2 月 10 日は『文藝春秋』3 月号発売日）をしてから、3 月 8 日まで 1 か月ほど投稿が止まった。以降、月に 5 件以下の水準にとどまる。

## キーワード別発言

　対象 14 名に共通するキーワードのほか、尾崎氏個人のキーワードとして「イベルメクチン」「ご主人」を加え、それぞれを含む投稿を抽出した。個人キーワードの詳細は該当項を参照。

| 位 | 共通キーワード | 件数 |
|---|---|---|
| 1 | ワクチン | 45 |
| 2 | 緊急事態宣言 | 21 |
| 3 | PCR | 19 |
| 4 | マスク | 18 |
| 5 | 3密 | 15 |
| 6 | オリンピック | 14 |
| 7 | 自粛 | 10 |
| 8 | Go To | 9 |
| 9 | 2類/5類 | 4 |
| 10 | 8割 | 3 |
| 11 | ゼロコロナ | 2 |
| 12 | ロックダウン | 1 |
| 13 | ソーシャルディスタンス | 0 |

| 個人キーワード | 件数 |
|---|---|
| イベルメクチン | 13 |
| ご主人 | 20 |

## ワクチン（45件）

　2020年11月の段階では新型コロナワクチンに慎重な発言をしていたが、その3か月後、翌年2月には、一転してワクチン接種推進に転換。4月には「コロナ対策唯一の希望」と称するほどに。2022年3月には、3回目のワクチン接種を推奨。18歳以上の多くが3回目接種を終えることで、第6波の収束に繋ると発信している。

▶ワクチンは、かかっていない健常者に接種するのですから、極めて慎重に判断しなければいけません。9割に効果あり、素晴らしいワクチンのような今回のマスコミ報道は、現に慎むべきです。（2020.11.12）

▶「ワクチンができたのでもうコロナはもう怖くない」は早計だと思っていただきたいと思います。（2020.11.23）

▶3月7日まで、しっかり感染者を抑え、しばらく感染者が増えない状態にして、ワクチン接種に持ち込みたい事。（2021.02.09）

▶現在、週に一度のペースで、新型コロナワクチンの接種体制の構築に向けて、60の医師会の担当理事の皆さんと国や都から降りてくる情報の伝達、地区での進捗状況等について、本当に頭が下がるくらい熱心に協議を続けているところです。（2021.03.25）

▶ここでしっかり抑えないと、6月には第5波が来て、ただでさえ遅れがちな、今の日本では、コロナ対策の唯一の希望であるワクチン接種にもさらに支障が生じます。（2021.04.25）

▶3回目のワクチン接種が進められている今、もう一度、ワクチンの有効性について、皆さんで考えてください。私は、18歳以上の多くの方が3回目接種を終えることが、第6波の収束に必ずや繋がってい

くものと思っています。（2022.03.08）

## 緊急事態宣言 (21件)

　2020年4月5日、尾崎氏は、政府に先駆けて、医師会独自の緊急事態宣言を出すと表明。これは、政府の緊急事態宣言が出される2日前のことである。翌年2021年4月には、緊急事態宣言を繰り返さないためには、感染を100人以下に抑える必要があると主張している。

▶東京都医師会　会長からのお願い　第2弾
　（中略）
　国は、全国的には…と言って、いまだに緊急事態宣言をしていただけません。東京都医師会としては、医療界としては、これまでになく危機感を強めています。「医師会独自で緊急事態宣言」を明日にでも出すつもりです。（2020.04.05）

▶今回の緊急事態宣言では、一日に感染者数100人以下を目指すべきです。（中略）ここまで抑えれば、高齢者のワクチン接種が終わるまで、爆発的増加は防ぐことができ5度目の緊急事態宣言は出さなくでも乗り越えられ、医療従事者、高齢者がコロナに対して、ある程度しっかりした免疫を持つ新しいステージに繋げることができます。（2021.04.25）

　また、ツイッター上の発信ではないが、政府のコロナ対策全体を通して、数値目標を達成しそうになると、数字を変えていったため、ゴールポストを動かすなという批判が殺到した。

## PCR (19件)

　全国民にPCR検査を受けさせることは、「意味があまりない」（2020.05.12）としているが、「PCR検査の拡充が必要」

（2020.08.30）とも。

▶私は、全員に PCR 検査をやる事は、意味があまりないと思っている方の人間で、医師が必要だと思う人をやれば十分だと思っています。そして今までの日本のやり方もそんなに間違っていないと思っています。（2020.05.12）

▶今後の感染再拡大を早期に防いで行くためには、十分な補償と強制力を伴ったピンポイントでの休業要請と、その地域での速やかな検査を可能にする PCR 検査の拡充が必要です。（2020.08.30）

▶東京では毎日、100 人から 200 人の PCR 陽性者（PCR 陽性で騒ぐなという批判がありますが、たしかに感染力が無い方もひっかけているかもしれませんが、感染者であることは事実だと思います。）が 3 ヶ月以上にわたって出ています。（2020.11.07）

## マスク（18 件）

　コロナ禍に入ってはじめての夏、2020 年 6 月、マスクの大切さを主張しながら、暑い時期はマスクを外すよう促している。夏場に屋外など 3 密ではない状況でマスクを外しても良いとする尾崎氏の主張はかなり早い。ちなみに日本医師会が熱中症対策としてマスクを外すよう言い始めるのが 2022 年春からである。

　つまり、日本医師会は 2022 年春には事実上、感染症としてのコロナのグレードが 2 類よりは低いものであることを認めたと言えるが、政府は「2 類相当」を維持し、5 類に移行したのは 2023 年 5 月のことである。

▶New Lifestyle に必要なもの
　マスク
　コロナが終息するまでは必需品となるでしょう。ただし、外で一人で

いる、人とすれ違う等ではうつることはまずないので、これからの暑
い時期は適時外す事も必要です。逆に3密の空間に入るときは必ず
すべきです。(2020.06.08)

## 3密 (15件)

「密」について最初の言及は2020年3月26日で、約4.5万件シェ
ェア（2023年11月現在）されている。2022年6月でも同等のシェ
ェア数なので、時を経て伸びてきた投稿ではなく、当時さかんにシェ
ェアされたものと考えられる。

▶東京都医師会長から都民の方にお願い
　（中略、一部「自粛」の項参照）
　感染者のかずが急増し始めた、今が踏ん張りどころなのです。何故
感染者が増えているのか、特に大学生から40歳代の人、コロナに
感染しても無症状か、軽い風邪だと思っている人が、アクティブに行
動することが、その大きな原因と言われています。若くて元気な方、も
う飽きちゃった。どこでも行っちゃうぞ…。もう少し我慢して下さい。
これから少なくとも3週間、生きていることだけでも幸せと思い、欧
米みたいになったら大変だと思い、密集、密閉、密接のところには
絶対行かない様、約束して下さい（2020.03.26）

　同年6月8日、「New Lifestyle 第一弾」として、マスク、手洗
いとともに「3密を避ける」ことを重視する投稿がある。

▶New Lifestyle　第一弾
　（中略）
　New Lifestyle に必要なもの
　マスク
　（中略）
　手洗い

（中略）

3密を避ける

密集、密閉、密接の3密を避けることは、先の唾液等からの感染を考えると、ますます重要と考えられています。外出される際の行動にあたっては、まず優先的にこのことを考えてください。3密に行った後どうしても避けられない事情等で、こうした環境に行ってしまった後は、1週間ぐらいは自分の体調に特に気をつけ、マスクを外しての人との接触は、なるべく避けるようにしましょう。（2020.06.08）

## オリンピック（14件）

2020年から一年延期となった翌年の2021年1月28日、自らの主張が掲載された「開催したいだけでは無意味　都医師会長が語る五輪の骨格」（朝日デジタル）をリンクさせ、医療従事者は疲弊しており、コロナへの医療提供体制の充実やワクチン接種事業で手一杯だといい、オリンピックへの対応の難しさを語っている。

▶その上、夏の高温多湿の中でのオリンピック、パラリンピックに備えるための医療体制を確保するための人員を出せと言われても、今の現状では、医師会長として会員の皆さんに要請する事は、非常に困難な状況にあるという事を、関係者を含め、全ての都民の方にご理解いただきたいと思います。（2021.01.28）

年初には以上のような発言をしていた尾崎氏も直前には軟化したのか、「stay home Olympic」と称して、愛犬ピノの口を借りて無観客開催を求めるような投稿もある。

▶ピノからの提案

stay home Olympic の薦め

無観客にして、勿論パブリックビューイングも中止。

テレビ局は最新の映像技術を駆使して世界中に熱戦を配信。

日本国民は、仕事も学校も休んで、皆自分の家で、朝からずっとテレビでオリンピック観戦。
オリンピック開催をきっかけに感染者激減。
熱中症患者さんも激減。
こんなオリンピックなら皆賛成してくれるかも。
ねえ、ご主人。（2021.06.06）

しかしその一週間後には、愛犬（ロボット犬）トイボの口を借りて、尾崎氏本人は、オリンピックを止めるべきだと思っているかのような投稿をしている。

▶トイボのつぶやき
1985年にヒットした CCB の「Romantic が止まらない」
覚えている人も Facebook をやっている世代の方には
多いかもしれません。
……
誰かオリンピック止めてオリンピック止めて
胸が胸が苦しくなる
走る涙に背中押されて
Hold me tight 切なさは止まらない。
確かこんな歌詞ではなかったかと、
ご主人は申しております。（2021.06.13）

「ピノ」と「トイボ」については後述の尾崎個人キーワード「ご主人」の項を参照。

## 自粛（10件）

「自粛」の初出は2020年6月28日、「3密」でも紹介した4.5万件シェアされた投稿である。

▶東京都医師会長から都民の方にお願い

（中略）

皆さんへのお願いです。いろいろな自粛活動で、経済がダメになるじゃないか。もう、家にいるのも飽きてしまった…。よくわかります。でも今の状態を放っておいて、例えばイタリアの様になったら、経済はもっともっとひどくなるのではないでしょうか。皆さんの生活ももっと大変な状態になるのでは…。

感染者のかずが急増し始めた、今が踏ん張りどころなのです。

（2020.03.26）

同年10月には、「久々に長めの投稿です」と751文字にわたって、飲み会は「気の合う仲間と、10日に1回」にしようとの独自の発信を行った

▶久々の長めの投稿です。

（中略）

実は私も、飲み会大好きな人間です。

立場上、ほとんど行っておりませんが、皆さんに提案です。

コロナに感染すると、平均4日で発病すると言われています。

感染力は、発病2、3日前から発病後5日ぐらいが強いと言われているようです。

足すと8日間ですね。

感染の多くが、接待や飲酒を伴う食事会と言われているので、少なくとも飲み会や食事会に行った後は、次の飲み会まで10日の間隔を開けましょう。

（中略）

月に3回、飲み会は10日に一度、気の合った仲間と。

おそらく安全な飲み会の提案でした。

節度ある自粛は、今後も必要と思いますが、注意しながら楽しむことも必要ですよね。

あくまで、尾崎治夫の私的提案です。（2020.10.24）

## Go To （9件）

2020年7月、Go Toに対しては否定的。「Not Go Toキャンペーン」を提唱した。9月には実施に一定の理解を示しているが、11月には、ふたたび否定的になり「やはり人の移動を止めないと、この感染の拡がりは止められない」。

▶東京都医師会からの提案です。

［Not go to キャンペーン］

7月中の飲み会・会食は控えましょう。

都内は勿論、都外でも。

行くのであれば、ガイドラインを遵守したお店。

しかも少人数で。

第一波の時のように、連休中の気の緩みを再び繰り返してはいけないと思います。

Not go to キャンペーン

皆さんの手で、是非拡げてください。（2020.07.14）

▶もし、10月から東京が go to travel 参加となったら、まず都民は東京都内の観光から、いわゆるマイクロツーリズムから。この代金補助は、理にかなった政策だと思います。

徐々に広げていくことが、go to キャンペーンを成功に導く秘訣。「急がば回れ」です。（2020.09.23）

▶やはり人の移動を止めないと、この感染の拡がりは止められないと思っています。業界の方々のダメージをなるべく少なくする形で、一度止まっていただけないでしょうか。経済を生かすことの大切さは重々承知していますが、感染症を鎮めて、国民に安心感を与えていかないと、Go to に参加してくれる方が、どんどん減っていくような気がし

ます。（2020.11.20）

## 2類 / 5類（4件）

　特徴的なのは、早くも 2020 年 8 月の段階で、「2 類相当」の見直しが必要だと訴えていたことである。

▶ 昨日は、自民党の感染症ガバナンス小委員会、今日は、野党の厚生労働委員会に呼ばれて、（中略）
　無症状の感染者、あるいは感染力があるかどうかが不確かである PCR 陽性者を、必要以上に隔離しているために、このことが、全国的に医療現場の逼迫の一因になってきている。
　軽症例、中等症例を中心に重点的に入院加療を行う一方、無症状者については陽性者全てを一律に隔離するとしている 2 類相当の指定感染症の見直しが、そろそろ必要ではないか。
　等を中心におざき節で元気に訴えてきました。（2020.08.19）

　2022 年 6 月 14 日の記者会見記事 ”都医師会・尾﨑会長、新型コロナ「新しい分類作っても」マスク着用「同調圧力なくして」”（TOKYO HEADLINE WEB）では「いきなり 2 類を 5 類に見直すのは今の時点では難しいと思うが、2 類と 5 類しかないわけではなく、現状に即した新しい分類を作ってもいい。そういう意味でそろそろ指定感染症 2 類相当から脱却したほうがいいと考えている」と提言している。

## 8割（3件）

　2020 年 4 月、PCR を否定的に語り、人との接触を防ぐことに力点を置いた文脈で「人の流れ 8 割減を目指す」としている。また、西浦博（後述）とも懇意にしているらしく、同年 11 月、愛犬ピノのセリフとして「8 割おじさん」西浦の説を紹介する投稿がある。

▶東京都医師会長からのお願い

第3弾

（中略）

マスコミは色々騒いでいますが、PCRが出来る出来ないに関わらず、人と人の接触がなくなれば、感染は減ります。かからなければ、PCR検査もアビガンも要りません。

政府や都にお願いして、休業補償、協力金などの補償をさらにしっかりして、多くの店舗が安心して休める体制をさらに進めて、外に出ても何も楽しめるところがない状態を作り、企業も思い切って2週間は休めるところは休む、そしてstay home！

ここから2週間。心を新たにして、皆さんで、少なくとも人の流れ8割減を目指す、新たな戦いを開始しませんか。それができなければ、5月も6月も緊急事態は解除されず、医療も経済も崩壊の道を辿るでしょう。（2020.04.29）

▶昨日、ご主人が8割おじさんで有名な京都大学の西浦博教授に教わったそうです。

新型コロナが広がる決定要因を先生の専門分野からの結果を、4つの要因として示していただいたようです。

4つの要因は、1.人口密度、2.温度、3.人の移動、4.三密を守るなどのコンプライアンスということです。（2020.11.18）

　なお、「緊急事態宣言」の項で紹介した「一日に感染者数100人以下を目指すべき」を含む2021年4月25日の投稿の後半部には「7割」や「5割」といった数字が登場する。数的表現を好むようだが、「100人」「2週間」「7割」「5割」の根拠は見当たらない。

▶ゴールデンウィークを含めて2週間は、皆さんが人との接触を7割減らし、その後の2週間は5割減らすようにしていただければ、感染者はかなり減っていき、私どもも一生懸命ワクチン接種に従事すること

ができます。（2021.04.25）

## ゼロコロナ（2件）

　第二回緊急事態宣言の真っ最中、2021年3月2日に「ゼロコロナも視野に入れた考え方に……シフト」するべきと主張。

▶もう嫌だと言って、若者だけでなく、人のせいにして、我慢ができない大人ぶった人々の分断政策や、歴史を学んでいない人々の話を聞くことなく、経済的に本当に大変な3割の人を本当に助けながら、このやっかいなウィルスをじっくり抑え込むこと、ゼロコロナも視野に入れた考え方に、皆さんもそろそろシフトしませんか。
このまま中途半端に緊急事態宣言を解除すると、必ず第4波が1-2ヶ月でやって来ます。信頼できる学者さんは皆そう言っています。
そうなれば、経済もオリ・パラもアウトです。アウトです。
皆さん、ここが我慢のしどころです。経済も、ここで緩めるより、今の我慢が、結果早く復興すると思います。（2021.03.02）

　「ゼロコロナ」で検索ヒットした投稿は少ないが、ゼロコロナ的な発言は他にもある。

▶東京都医師会　会長からのお願い　第2弾
　（中略）
皆さん想像してみて下さい。『新型コロナウィルス感染症に、もしも今この瞬間から、東京で誰一人も新しく感染しなかったら、2週間後には、ほとんど新しい患者さんは増えなくなり、その2週間後には、ほとんどの患者さんが治っていて、その2週間後には、街にウィルスを持った患者さんがいなくなります。』
だから今から6週間、皆さんが誰からもうつされないように頑張れば、東京は大きく変わります。（2020.04.05）

　2022 年 3 月 21 日は、第 2 回まん延防止等重点措置解除の日。当日の投稿ではウィズコロナに言及しているが、投稿全 1165 字中のほとんどが「日本の、東京のコロナは、第 6 波は、本当に収束に向かっているのでしょうか」「繁華街で飲食をしていただく前に無症状の方に抗原検査をしていただくとおよそ 1 割の方が、抗原検査陽性という結果が出ました」など、解除決定への疑念・リスクを強調するもの。そして、「ぜひ皆さんも、多数の方が集まる飲食やイベントの前には、自ら抗原検査を行なって陰性を確かめながら、参加していただければと思います」に以下の文が続く。

▶日本のウィズコロナは、マスク手洗いを続け、3 密を避け、換気を十分にし、3 回目のワクチン接種をして、多数参加のイベントや飲食に参加する際には、積極的に抗原検査をして陰性を確認して参加するという事で進めていく事が大切ではないかと思っています。（2022.03.21）

## ロックダウン（1 件）

　1 件のみ。このまま感染爆発が起きれば、ロックダウンの可能性もあると言及。

▶東京都医師会　会長からのお願い　第 2 弾
　（中略）そして、いよいよ歯止めが効かなくなって感染爆発（オーバーシュート）の可能性が出てきました。自由は日本のいいところだと思っていますが、このままでは自粛どころではなく、都市閉鎖（ロックダウン）やら、本当に窮屈になってしまうこともないとは言えません。（2020.04.05）

## ソーシャルディスタンス（0 件）

　投稿なし。

## 尾崎個人キーワード　イベルメクチン (13件)

　「イベルメクチン」は、2015 年にノーベル医学・生理学賞受賞者・大村智博士の研究をもとに開発された抗寄生虫薬。多くのアフリカ人を寄生虫疾患から救い、日本でも疥癬や回虫症など寄生虫を原因とする病の治療に用いられている飲み薬。2020 年、新型コロナウイルスの治療薬として劇的な効果を挙げたとの報告が、海外で相次ぎ、日本でも期待が高まったが、2023 年現在も承認されていない。

　イベルメクチンに関して尾崎氏には次のような投稿がある。

▶ イベルメクチンの緊急使用を考えて欲しい。（中略）一昨日、ノーベル賞を受賞された大村先生と北里大学の皆さんが、東京都医師会に来られました。大村先生が創薬に関わったイベルメクチンをコロナ患者さんに投与して、患者さんの命を救って欲しい、という訴えをされにきたのです。（2021.01.24）

▶ 重症化予防効果 30% で、治験数も少なく、副作用も今後どんなものが出るか明らかでない薬、しかも高価な薬を厚労省が緊急承認するとしたら、なぜイベルメクチンが使えない状況を放っておくのか、私はこの国の薬事行政はおかしいと思う。大村先生の本を読んだ方なら、皆さん、このおかしさをわかってもらえると思う。（2021.12.03）（リンク記事：メルク飲み薬 厚労省に承認申請）

　「副作用も今後どんなものが出るか明らかでない薬」とは、米国メルク社の飲み薬「モルヌピラビル」のこと。

　イベルメクチンに関しては日本国内でも賛否両論あり、開発に関わった大村氏はもとより、本書の調査対象者である本項の尾崎氏や長尾和宏氏（後述）は推奨者、岩田健太郎氏（後述）は反対者である。

なお、イベルメクチンをめぐる議論は未だに解決したとは言えない。以下、インターネット上の記事からイベルメクチンについての医師の発言などを紹介する。

論座アーカイブ（2021.04.05）
**日本のイベルメクチン狂騒曲に見る危険性**
船戸真史（家庭医療専門医・公衆衛生学修士）

コロナから国民を本当に守りたいのならば、イベルメクチンは今、緊急承認する状況にない。イベルメクチンのコロナに対する効果は未だ不明であり、拙速な使用は副作用による不利益を招きかねないからだ。

読売オンライン（2021.04.28）
**イベルメクチンはコロナ治療に有効か無効か　世界的論争の決着に日本は率先して取り組め**
認定NPO法人・21世紀構想研究会理事長　科学ジャーナリスト　馬場錬成

厚労省は20年5月という早い時期にイベルメクチンのCOVID－19治療への適応外使用を認めており、その後も世界でイベルメクチンの効果を認める臨床試験結果が次々に出ている

PRESIDENT Online（2021.08.21）
**「イベルメクチンこそ新型コロナの特効薬」を信じてはいけない5つの理由　　有効性はまだ確認されていない**
より：

岡秀昭（埼玉医科大学総合医療センター教授）
「イベルメクチンに関しては、査読を受けていない論文、観察研

尾崎治夫

057

究などのエビデンスレベルが低い論文が大半を占めています。中にはエビデンスレベルが高い RCT やメタアナリシスで、イベルメクチンの有用性を示した論文もありました。

しかし、最近になってデータ捏造の疑いが明らかになり、信頼できないものとなっています。したがって、現時点ではイベルメクチンの有効性は肯定できません。RCT やメタアナリシスの論文だから、なんでも信頼性が高いというわけではないのです」

勝俣範之（日本医科大教授）
「かつて薬は"使った、治った、だから効いた"という『3た論法』で十分とされていた時代がありました。しかし、実際は同時に服用した他の薬の影響や、患者の自己治癒力など、バイアス（偏り）が絡む可能性があると分かってきたのです（交絡因子）。現在のエビデンスレベルでは、医師の体験談（専門家の意見）は低いランクとなります。こうした経緯から、医薬品の承認には、多人数の患者を対象に行う RCT という臨床試験によって、科学的な有効性の証明が必要となりました。確証もないのに、思い込みで薬を使うのは人体実験に等しい行為です」

長尾和宏
兵庫県でクリニックを経営する長尾和宏医師は今月 10 〜 12 日、フジテレビ「バイキング MORE」や日本テレビ「情報ライブ ミヤネ屋」に出演して、イベルメクチンを絶賛した。自宅療養を余儀なくされたコロナの患者たちに、イベルメクチンを投与して「よく効いた」という。

尾崎治夫（本項の調査対象者）
「コロナの感染拡大は、災害というべき状況で、一刻も早く手を打たなければなりません。イベルメクチンの有効性に議論があるのは承知していますが、開業医が自宅療養の患者に投与することで救

える命があるでしょう。何より重い副作用がほとんどないことが世界中で使われて分かっている。肝機能障害が起きているという指摘もありますが、一般的な市販薬にも同じ副作用があるのに、イベルメクチンだけやり玉に挙げるのはいかがなものか。

実は第3波の時、イベルメクチンの製造元であるメルク社から、東京都医師会が4万錠を買い取る交渉をしました。重い副作用に備えて損害保険会社にも話をつけましたが、メルク社が応諾しなかったので実現しませんでした」

さらに尾崎会長は、アフリカ諸国でイベルメクチンを寄生虫の駆除薬として服用した国と、していない国を比較したところ、コロナの感染者数に大きな違いがあるという分析結果から、イベルメクチンの効果だという考えを示した。

---

東洋経済 Online（2022.11.08）

**未だ「イベルメクチンが効く」と考える人がいる訳　「根拠ないのになぜ?」に感染症専門家が答える**

より岩田健太郎氏の発言：

「海外はもちろん、日本の多くの医師や研究者も、ずいぶん前から新型コロナにイベルメクチンは効かないことを SNS などで一般の方に伝えてきました。そもそも、イベルメクチンの製造元も効果があるとは言っていません」

「『現場の肌感覚で効果がわかる』などと言う医者はまともではありません。自分の肌感覚を疑い、検証しようとするのが科学的な態度ですし、薬が効くかどうかは二重盲検などの臨床試験できちんと検証する必要があります」

「イベルメクチンに固執すると、新型コロナに効く根拠がないということをいくら説明しても、"データが改ざんされている"とか、"製薬会社の陰謀だ"とかと言い出し始める。もうそれは信仰のようなものですから、どうもできないのです」

「イベルメクチンの開発に寄与したのは、日本のノーベル生理学・医学賞受賞者で、北里大学特別栄誉教授である大村智先生なんですね。そのため、世界中で流行している新型コロナを日本人が作った薬で治療できる……というストーリーに惹かれる人が多かったせいもあるのでは、と個人的には思います」

## 尾崎個人キーワード　ご主人 (20件)

　尾崎氏の投稿には愛犬の「ピノ」、東京都医師会の会長室にあるロボット犬アイボの「トイボ（都医ボ）」が語る体裁をとる投稿がしばしばあり、その際、語り手である犬は尾崎氏を「ご主人」と呼ぶ。自身に対する批判に対して、ピノやトイボの口を借りて反論することが多い。

▶ピノ：ねえ、トイボ。（注：わたしが会長室で飼っている限りなく犬に近いロボット）うちのご主人て過激？激しい？
　トイボ：どうしてそんなこと聞くの？ ピノちゃん（注：私が家で飼っているトイプードル）
　ピノ：だって、今週出る週刊新潮にご主人が、いろいろ書かれているんだ。元過激派の兄がいて…ていう記事が出ている。弟だからご主人も過激なんだって、書いてあるけど。
　トイボ：そんなことないよ。一見怖いけど、すごく優しい人だよ。怒ってるって見えることもあるけど一途なんだよね。50年前のことを、掘り起こされてご主人のお兄さんもかわいそうだね。
　トイボとピノの会話から…でした。（2020.08.18）

▶週刊文春や週刊新潮を中心としたメディアで、うちの主人や同志の中川日医会長が批判されています。
　でもなぜ批判されているかと言うと2人とも正直なんだけれど真面目で一本槍だから、やられてしまう。
　日本医師会も東京都医師会も、医師個人ではできない、いいこと医

師会を通じて沢山やっているんだと。

酒を飲みながら、愚痴っているご主人。

お金をもらえるからワクチンを打っているんだと言う心ない報道を受け、ご主人は珍しく酩酊して、医療現場で必死にやっている

俺たちは、金で動いているわけじゃない、

といって、寝込んしいまいました。

毎日、私に餌をくれる以外、本当に頑張っていると思います。

（2021.06.16）

メディアによる中川医師会会長批判について：

コロナ禍まっ最中の 2021 年、日本医師会会長であった中川俊男は『週刊文春』5 月 20 日号（電子版）で、まん延防止等重点措置が適用されている最中の 4 月 20 日に「発起人として政治資金パーティーに参加」、翌週の『週刊新潮』5 月 27 日号では、「国民に強い言葉で我慢を強い」ながら、女性同伴で「寿司デート」を楽しんでいたと報道された。『週刊新潮』は、さらに 6 月 3 日号で、同伴女性は医師会の職員であり、中川会長の後押しで「年俸 1800 万円」という「医師会で最も高額」を得ていたとの記事を掲載。

## 尾崎個人キーワード　真剣勝負の○週間

会見やインタビューなどで、何度も「真剣勝負の 3 週間」などと言っていた。FB での頻度は少なく、近い発言が 2 件。

2020 年 12 月の段階で「3 週間が本当の勝負」としているが、もちろん 3 週間で終わることなく、何度も「勝負の○週間」との発言は繰り返された。FB 上でも、1 年以上経った 2022 年 2 月にも「勝負の月」がある。

▶ここ 3 週間が本当の勝負だ。

西村大臣が言ったような曖昧な勝負ではない。

真剣勝負だ。間違えたら、血がでるかもしれない。

明日出演予定のサンデーモーニングから、
もう低姿勢なお願いモードはやめる。
目覚めて欲しい。本当に目覚めて欲しい、
ここで踏ん張れなければ、医療者の心も折れる。
20代から50代の動き回る人よ。
真剣に目覚めて欲しい。
少人数で静かに会食できないのなら、
仕事や勉学が終わったら、大人しく家に帰って欲しい。
心からお願いする。（2020.12.19）

▶ 2月が勝負の月になる（2022.02.06）

## 人物

　西浦氏はコロナ禍初期の安倍内閣当時は北海道大学大学院医学研究院社会医学分野衛生学教室教授であり、厚生労働省の新型コロナウイルスクラスター対策班の中心人物となる。「3つの密（3密）」回避の提言を行ったのも同班。なお、クラスターとは感染集団のこと。2020年2月、政府が「新型コロナウイルス感染症対策の基本方針」に用いてから、頻繁にメディアに登場する言葉となった。2020年には病状にかかわらず「クラスター」が発生したことだけで、大きく報道されていた。

　西浦氏は、新型コロナウイルスの流行拡大を防ぐため人との接触を8割減らすことを主張し、「8割おじさん」として有名になる。ちなみに「8割おじさん」は自称。

　2020年4月15日に「行動制限なしなら約42万人が死亡する」との試算を公表し、5大新聞やその他地方新聞に取り上げられる、注目を集めた。「42万人死亡説」については後述。

　2020年8月より京都大学大学院医学研究科（社会健康医学系専攻健康要因学講座環境衛生学分野）教授。

　著書に『理論疫学者・西浦博の挑戦　新型コロナからいのちを守れ！』（中央公論新社、聞き手：川端裕人、2020年12月）、『感染症流行を読み解く数理』（日本評論社、小林鉄郎、安齋麻美、合原一幸、ナタリー・リントンとの共著、2022年7月）がある。

## 西浦博 Twitter 投稿とその傾向 （概要）

　西浦氏はコロナ関連の発信を、Twitterを主な媒体として行ってきた。本調査では対象期間の全投稿を記録。本書では、その一部を

紹介する。

アカウント名は「Hiroshi Nishiura」。フォロワー数は 11.3 万人（2023 年 11 月現在）。対象期間における Twitter への全投稿件数は 2893 件（リツイートは除く）。

初めての緊急事態宣言発令（2020 年 4 月 7 日）前後の 3 〜 4 月に投稿が増え、オリンピック前後の 2021 年 7 〜 9 月は 200 件〜 300 件台と特に多い。そのほか、2022 年 3 月、7 〜 8 月、2023 年 2 〜 4 月に 3 ケタ台の投稿がある。

西浦氏の月別投稿数

| 年 | 月 | 投稿数 | 年 | 月 | 投稿数 | 年 | 月 | 投稿数 | 年 | 月 | 投稿数 |
|---|---|---|---|---|---|---|---|---|---|---|---|
| 2020 | 1 | 2 | 2021 | 1 | 14 | 2022 | 1 | 79 | 2023 | 1 | 61 |
| | 2 | 8 | | 2 | 31 | | 2 | 31 | | 2 | 124 |
| | 3 | 70 | | 3 | 36 | | 3 | 110 | | 3 | 147 |
| | 4 | 136 | | 4 | 28 | | 4 | 44 | | 4 | 174 |
| | 5 | 38 | | 5 | 53 | | 5 | 62 | | 5 | 29 |
| | 6 | 2 | | 6 | 26 | | 6 | 16 | | | |
| | 7 | 24 | | 7 | 218 | | 7 | 104 | | | |
| | 8 | 9 | | 8 | 341 | | 8 | 103 | | | |
| | 9 | 0 | | 9 | 316 | | 9 | 91 | | | |
| | 10 | 0 | | 10 | 57 | | 10 | 75 | | | |
| | 11 | 1 | | 11 | 19 | | 11 | 64 | | | |
| | 12 | 5 | | 12 | 56 | | 12 | 89 | | | |

| 年 | 月 | 投稿数 |
|---|---|---|
| 2019 | 12 | 0 |

| | 全投稿数 | 2893 |
|---|---|---|

西浦氏は自分の投稿についたコメントおよび他者による引用リツイートに答えていることが多い。それらの対話型ツイートは、西浦氏の回答だけでなく、有名無名の批判者・賛同者とのやり取りに興味深いものがあるので、スレッド形式にし、投稿文に発言者名をつけて書き出した。なお、有名人・公人でない場合、そのアカウント名ないしユーザー名（@ 以降）をイニシャル化した。名前表示のないツイート文はすべて西浦氏の発言である。

## キーワード別発言

| 位 | 共通キーワード | 件数 |
|---|---|---|
| 1 | オリンピック | 36 |
| 2 | ワクチン | 36 |
| 3 | 自粛 | 27 |
| 4 | マスク | 25 |
| 5 | ロックダウン | 17 |
| 6 | 8割 | 16 |
| 7 | PCR | 8 |
| 8 | 緊急事態宣言 | 7 |
| 9 | 3密 | 4 |
| 10 | 2類/5類 | 3 |
| 11 | ゼロコロナ | 2 |
| 12 | Go To | 1 |
| 13 | ソーシャルディスタンス | 1 |

### オリンピック（36件）

　2020年に開催されるはずだった東京オリンピックは1年延期され、実際には2021年7月23日～8月8日に行われた。オリンピック直前にも、その最中にも西浦氏は悲観的。「1－2週遅れて流行が拡大することが不可避」（2021.07.20）、また、状況悪化を懸念し、仮定の話としてだが、「この時点でオリンピックを中断し、都内で外出自粛を徹底することを提案」（2021.07.24）。「五輪の影響で行動制限がうまく効いていない」（2021.08.06）。

▶明日夕刻以降の羽田発の多くが満席ですね。学校が夏休みになり、連休が開始し、五輪を迎えて東京を脱出など。地域でそこから1－2週遅れて流行が拡大することが不可避だと考えています。厳しい。本当に厳しい。修羅の国と化した祭典の裏の分析現場に突入せざるを得ない。。本当に苦しい。（2021.07.20）

▶都内受入病院の状況聴取で悲鳴。入院調整中の患者が増加して収容能力を超え始めている。今後、呼吸苦があっても自宅療養で待つ者が増加し、自宅で重症化する人が出る。ここから待つと状況悪化を懸念するため、この時点でオリンピックを中断し、都内で外出自粛を徹底することを提案します。（2021.07.24）

▶考え方が野次馬的な政治で捉えすぎですね。私は政治不信によって自粛がうまく行っていないとは一切言っていません。政治不信とかではなくて、矛盾したメッセージによって五輪の影響で行動制限がうまく効いていない、という点についてはデータで確認しています。
（2021.08.06）
（他者コメントへの返信）

▶いや、それはあなたの勝手な想いだと思うな。五輪が包含するリスクを考える立場だったから有志提言まで出しているのに無視はできないよ。みんな五輪だけのせいとは誰も言ってない。（2021.08.13）
（他者コメントへの返信）

▶ロックダウンすべきだ、とは言ってませんよ。メタレベルで述べています。「五輪中止が最もリスクの低い選択肢だ」「ロックダウンでないと新規感染を減少に移行するのは困難だ」（2021.08.15）
（他者コメントへの返信）

▶**西浦**　知事に教えた方は解釈のレク、ちゃんとやったんでしょうねえ？こんな言及のやり方をしたら政治的議論ばかり先に進んでしまうが、皮肉にも皆が実効再生産数 Rt について知りたいと思う良い機会なのだから、皆で Rt の中身を理解して前に一歩進むしかないのだろう。
1/4（2021.09.13）

**P氏** 聞いてて疑問に感じた事。仮にRtが開会直後にピークを打っていたとしても、10日以上前に緊急事態宣言を発出しているわけなので、その後上がり続けたのはなぜなのか。そこで高いベースにしてしまった事が感染爆発を招いたのではないか。更に言えばその間五輪の影響はなかったのかという事です。（2021.09.13）

    |

**西浦** ちょうどデルタ株の侵入による再生産数の上昇と、他の減少複合要因（特に予防接種と接触減）が、複雑にせめぎ合う過渡期がその時期に来ていたのだと思われます。だから、科学的には極めて魅力的な時がちょうど五輪にバッティングしている、というわけですね。（2021.09.13）

    |　（中略）

**西浦** この話は「良かった」「悪かった」の結論を急ぐのではなく、様々な側面を科学的に丁寧に分析し、直視すべき真実を系統だてて理解することが必要だと思います。今後、ずっと日本にとって五輪がトラウマにならないためにも。（2021.09.13）

## ワクチン（36件）

投稿で「ワクチン」に初めて触れるのは2021年5月だが、ワクチンそのものに対するコメントではない。その後、7月「ワクチンの一点張りでは終わらない」。9月「ワクチンの効果は100%ではありません」、「ワクチンは完璧でなく、特に感染・発病からの防御は時限付き」。2022年3月にも「効果的なワクチンは存在しません」。このように、ワクチンの効果に懐疑的な発言をしているために「反ワクチン」とみなされたのか、「ワクチンにデメリットがあるなんてことは一切言ってない」（2022.07.05）と憤慨。ワクチンの害を主張する「反ワクチン」とは一線を画したいよう。

▶**西浦** 日本に関しては残念ながら国際政治で敗北しているのでワクチンはなかなか入ってこない。これまでの対策では間に合わないかもし

れない変異株の流行が始まり、今後もさらに増えることを考えると、毎回増えても強めの対策で抑えては時間を稼ぐということを徹底しなければいけません。（2021.04.10 BuzzFeedNews 記事の一部）

| 

**Na 氏**　7 ページ目、環境少女みたいな事言ってないで、過去の発言と整合性を持たせてください。（2021.05.19）

（上記 2021.04.10 BuzzFeedNews 記事の一部を転載する形でツイート）

| 

**西浦**　この件、言われる方が出ると思ってました。本文「もちろん、日本の状況を良くするために mRNA ワクチンを確保することは間違いなく重要」と書いていてワクチン確保の責任は否定しません。批判的に書いているのは米国渡航の上で Pfizer/BioNTech 追加確保に関して、とお読みいただければわかるかと思います（2021.05.19）

▶ワクチン一点張りから世界の様相が大きく変わって 4 か月です。正しく聡明な Exit デザインが世界中で立たない頭脳戦に突入。再び「価値観」と正面から向き合うも、来年のいまどうなっているのか全くわからない状態ですね。ここで頑張って研究しないといけません。日本はまずこれに気付いてもらうところ。（2021.07.12）

▶**MU 氏**　今の死亡者数の激減は一時的なものとお考えでしょうか？ワクチン効果のように見えますが。
今年、ここまで下がったことはなかったのでは？（2021.07.12）

| 

**西浦**　ワクチンの効果は一切否定するものではありません。ワクチンの一点張りでは終わらないことに考えをめぐらせています。（2021.07.12）

▶**西浦**　ブレイクスルー感染とは 2 回接種して 14 日以上たっても感染

してしまう患者さんのことを言います。接種されてもワクチン免疫が十分でなかったり失われると起こります。接種証明は、当面はそういう患者さんが増えてきてリスクが認識されるまでの話だと思います。（2021.09.13）

|

**TA 氏**　ワクチンを 2 回接種して 14 日以上経った時に抗体が十分にあり、それが 6 ヶ月程持続する人々の間では、その抗体が流行るウイルスに十分な期間はブレイクスルー感染は起きないという事でしょうか？（2021.09.13）

|

**西浦**　いいえ。ワクチンの効果は 100% ではありませんので、接触が多い限りは 6 か月しなくてもブレイクスルーは起こり得ます。但し、ワクチン免疫が失われた以降よりも低い確率で、です。感染予防を 100% 安心して期待できるものはありません。（2021.09.13）

▶ワクチンは完璧でなく、特に感染・発病からの防御は時限付きです。計画的に許容できる低リスクから実施期間制限付きで許容するのが良いように思われます。なし崩し的になると悲しむ場合が生じます。（2021.09.21）

▶**KE 氏**　先生、本当に本当に本当に効果的ですか？安全ですか？不安でいっぱいですけど…心筋炎みたいに、あとで、やっぱりこんなん出ましたとかないですか？（2022.03.14）

|

**西浦**　不完全で申し訳ないですが、本当に本当に効果的なワクチンは存在しませんし、心筋炎が発生していることからわかるように安全を全てを保証できるものもありません。落ち着いて情報を収集し、潜在するリスクと、得られるベネフィットを天秤にかけてみて、じっくり理解するところが第一だと思います。（2022.03.14）

▶ 反ワクチン、うるさい。ワクチンにデメリットがあるなんてことは一切言ってないぞ。（2022.07.05）

## 自粛（27件）

　ヒット件数は比較的多いが、「以下自粛」のような、自分の発言を抑える文脈での「自粛」も多数含まれていて、意見表明は少ない。強いて言えば、2020年3月「本流行は……大規模イベントの自粛や屋内の接触回避などの行動変容で予防できます」、4月「外出自粛と言っても2か月以上続く場合も有り得ます」

▶ これまで、専門家会議は皆さまに向けて新型コロナウイルス感染症の流行の現状分析と見通しについてお知らせし、また、日本国政府に提言を続けてきました。本流行は、中国や日本で経験してわかったように、大規模イベントの自粛や屋内の接触回避などの行動変容で予防できます。1/8（2020.03.22）

▶ 僕への応援メッセージをいただき感謝しますが、いつも僕はジミー大西さんみたいに「お前ががんばれよ」って思って皆さんの声を受け取ってます。外出自粛と言っても2か月以上続く場合も有り得ます。それに備えて、皆と「たたかうぞ」という闘争心を一緒にもってもらいたいと思っています。3/7（2020.04.01）
　　　｜　（連続ツイート）
戦争状態になっても冷静でいられる気持ちの準備をして下さい。見たくない未来が待っているかも知れません。僕と僕の好きな若手たちが今までできたことは結果論として可能な限りの時間稼ぎ、というだけになるかも知れません。これまで日本で見られなかったレベルの流行に成り得ます。4/7（2020.04.01）
　　　｜　（中略　連続ツイート）
地震とか台風で自然災害にあっても暴動を起こさない日本。お粗末すぎる非〔避〕難所で靴を揃えて大人しく我慢できる日本人。そんなと

こ、他にないですよ。みんな、すっげー公徳心の高さ。海外生活が長い自分には強い実感があり。。小遣いはたいてマスク作る小学生やセンバツなくて泣く野球人　6/7（2020.04.01）

編集者注：〔　〕は補足。

｜　（連続ツイート）

僕はその国民性の強さはハンパでないと思ってます。そんな若手だらけの日本には希望しかありません。だから、皆さん、たとえ流行があっても冷静に受け止めて乗り越えましょう。皆さんとならできると信じてます。僕は最後まで流行抑止をあきらめませんが、皆と一緒に頑張りたい。乗り越えよう。　7/7（2020.04.01）

## マスク（25件）

　コロナ禍初期に「マスク」を含む投稿は少ない。2020年に2件あるが、マスク着用の是非や推奨したものではない。2021年には皆無。2022年にも2件だけ。

　2023年2月10日、厚労省からマスク着用の考え方の見直しが示され、3月13日以降、着用は「個人の主体的な選択を尊重し、個人の判断が基本」（厚生労働省HP）となった。2月9日投稿からもわかるが、西浦氏は、この決定に関わり、この時期「マスク」に関する投稿が増えている。解除には否定的な考えだが、「不満ですが政策決定は政治が行うものです。」（2023.02.10）

▶総理大臣（か背後の官邸の政治家）が「不織布マスク着用をやめると再生産数が〇％くらい上昇しますし、外して良いと言ったら元に戻しにくいですが、それは私どもの責任です。しかし私の責任で外します。高齢者の皆さん、死亡リスクが更にあがりますが、社会活動ももちません、ごめんなさい。」ならいい（2023.02.04）

▶（一般人口における）マスク着用の有効性に関する科学的知見、について短く要点をまとめて報告させていただきました。科学的観点

からは屋内環境でのマスク着用は推奨されるものであると考えます。
（2023.02.09）
　（リンク資料：厚生労働省、新型コロナウイルス感染症対策アドバイザリーボード資料 " マスク着用の有効性に関する科学的知見 "
2023.02.08）

▶明日はK氏が専門家の知見を踏まえただの言うでしょう。だけど、他人を感染から守る効果が期待される訳で、そのためには感染して軽症で済む人や無症状者も思いやりを持ってマスク着用することが求められる訳であり、政府方針のような話は専門家は一切していなかったようだ、と皆さん思い出して下さい。（2023.02.09）

編集者注：K氏とは厚生労働大臣・加藤勝信氏のことか。

▶1週間お騒がせしました。不満ですが政策決定は政治が行うものです。マスク着用を個人が主体的に選択できるのはパンデミック対応で大きな前進なのは間違いありません。日本ではまだ早いと疫学者として思いますが、この選択肢を選ぶところまで来たのは率直に明るいニュースと捉えて下さい。1/6（2023.02.10）
　　｜　（連続ツイート）
西浦が強く反応したのは、決して科学的にサウンドとは思えないオプションが選択されようとしていて、それを政府が専門家お墨付きストーリーで展開しようとしていたことが一因でした。マスク着用のトレードオフは極めて限られているのに、意識的に失うと実効再生産数が上がってしまいます。2/6（2023.02.10）

## ロックダウン（17件）

　ロックダウンに関しては、批判者と西浦氏との興味深いやりとりが2つほどあるので紹介しておきたい。どちらも2021年8月のものである。
　まず2021年8月13日にU氏と憲法論議を繰り広げている。長

い応酬だが、すべて 8 月 13 日中の投稿。

▶ **西浦**　ロックダウンしないと新規感染を十分に下げることは困難と考え
ています。でないと、現状態のまま mitigation に移行する危険性が
高い。

**U 氏**　憲法勉強しろよ

**西浦**　解説してください

**U 氏**　蘆部の憲法を読んでください。ロックダウンによって侵害され
る人権をまずは考えてください。

**西浦**　22 条とか公共の福祉とか抵触しそうな内容は勉強しました。

**U 氏**　外出したら罰金とかいうのは、移動の自由、営業の自由、自
己実現、その他幸福追求権の侵害です。それを規制するには、規制
目的の必要性を吟味する必要がありますが、日本は、毎年 130 万人
が死亡しているが、コロナ死は、現時点で 1 万 5000 人程度です。
そもそも、ロックダウンの必要性ありますか？
（中略）
さらに、そもそもロックダウンによって、感染者を減らす、無くすことは
できるのですか？どの期間やれば減らすことができるのですか？それを
科学的根拠に基づいて、「立証」責任が、政府側にありますが、そん
なことできますか？

**西浦**　反対意見をお持ちなのはわかるのですが、憲法見ろと言う割
には Lockdown の科学的見解をご存知ないと思います。Nature に
数編あるので、できればまずそちらから。

**U 氏**　それでは、立証してください。ロックダウンの必要性を主張する側か、立証責任を負うのが、憲法の考えですので、その必要性を立証してください。

**西浦**　私は自分の専門性の範囲内で個人として意見を書いていて、ロックダウンを憲法の問題とは捉えていません。たぶんそれはいま通じないので、意見の交換はこれ以上はやめます。（2021.08.13）

「憲法を勉強しろ」と言われて、西浦氏がその場で思いついたのは第22条の「公共の福祉」だったが、同条は居住移転職業選択の自由（含・営業の自由）も記されているし、それ以外にも日本国憲法には第29条「財産権は、これを侵してはならない」が明記されている。U 氏は、「ロックダウンの必要性を主張する側が立証責任を負う」とも主張するが、憲法学界多数説の通り。とくに「財産権」に関しては救国シンクタンク叢書『自由主義の基盤としての財産権　コロナ禍で侵害された日本国民の権利』（総合教育出版、2022 年）で詳述しているので、ぜひとも参照していただきたい。

　以下のスレッドは、西浦氏が専門家としてロックダウンに言及しておきながら、反論されると、「政治家じゃないから」とかわす姿勢を批判された後の投稿からはじまる。人材開発系コンサルタントの芝本秀徳氏（コンサルタント。著書多数）との応酬を紹介する。

▶**西浦**　リスク評価とリスク管理は切り分けないと、専門家の命がいくつあっても足らないですね。ロックダウンが必要、まではリスク評価です。どのようなロックダウンを具体的に行うのか、がリスク管理の領分でしょうね。（2021.08.15）

**芝本秀徳**　えらく都合のよい理屈ですね。施策は管理というならなぜ具体的に「ロックダウン」と手段を言及するのか。それは評価ではな

い。仮にリスクの評価と管理を分けるなら（ふつうは評価は管理に含まれる）、評価は発生確率と発生時の影響度を推測する。管理ではそれを軽減する施策と発生時対策を立てる。ロックダウンは明らかに後者。（2021.08.15）

　│　（中略）

**芝本秀徳**　「〇〇のレベルまで感染を抑えるならば、ロックダウンは必要だ」というのは評価になります。しかし「ロックダウンすべきだ」というのは評価の域を超えます。（2021.08.15）

　│

**西浦**　ロックダウンすべきだ、とは言ってませんよ。メタレベルで述べています。「五輪中止が最もリスクの低い選択肢だ」「ロックダウンでないと新規感染を減少に移行するのは困難だ」（2021.08.15）

　│

**芝本秀徳**　おっしゃることは理解しました。しかし、これまでの記事、主張を読むと「すべき」論にしか読めません。例えば以下の記事。（2021.08.15）

（リンク記事：BuzzFeedNews ”「自宅でオリンピック観戦」では減らない　少し先の未来に怯える理論疫学者が再び東京五輪中断を訴えるわけ　デルタ株によって感染拡大が加速し、医療崩壊が差し迫る中、理論疫学者の西浦博さんは改めて東京五輪の中断を訴えます。「もうダメかもしれない」と怯えつつ、それでも次の一手を考える理由とは? ”）

　│

**西浦**　いえ、ここでもあくまで評価の一環でのメタレベルで述べています。メタレベルの言及については、行政と政治の切り分けの話に近いですよね。「すべき」論と受け取っていただいても結構ですが、Formal にも Informal にも、それはあくまで評価の中です。（2021.08.15）

　│

**芝本秀徳**　これはメタレベルの議論であるといっても、ほとんどの人

には通じないでしょう。私もこれが評価であるとは理解していませんでした。文言だけよめば「すべき」でしかないので。だから「煽り」「活動」と解釈される。（2021.08.15）

　上記8月13日および15日の対話はいずれも抜粋であるが、当日のツイートは今でも見ることができる（2023年12月現在）。

## 8割 (16件)

　「人と人との接触8割削減」をさかんに発言していた西浦氏。この意味での「8割」を含むツイッター投稿はすべて2020年4月に集中している。流行前から「接触行動の7-8割を予防的に落とせば防げる」と訴えていたが、「Decision maker に……とり合ってもらえませんでした」（2020.04.06）。「8割は絶対必要」（2020.04.10）。
　また、西浦氏のアカウントではないが、「新型コロナクラスター対策専門家」（ツイッターアカウント名）に【なぜ8割の行動制限が必要なのか】の説明（2020.04.07）があり、計算式を示しながら解説している。その他、ニコニコ動画でも8割の根拠となる計算式について説明する西浦氏の動画が挙がっている。（"【接触8割減の評価について】西浦博教授ら専門家による意見交換会"）

▶ 実際「接触行動の7-8割を予防的に落とせば防げる」という相談をDecision maker に真面目に複数回相談しましたが、とり合ってもらえませんでした。というのも、例えば特措法による強い自宅待機でも、法律以上のLockdownでも、数か月以上になると大恐慌になり得ます。流行前の選択肢にはなりませんでした（2020.04.06）

▶ 仕事なので前を向きますが。昨日の「西浦が2週様子を見てから休業補償」と言ったという田崎＝西村ラインの嘘話（さて誰が本当の謀略者でしょう）、本日の「厳密には6割だけど」という決した自分が発していないタイトル、など罠だらけの中で僕たちは生きています。

他方、僕は休業補償が必要な　1/2（2020.04.10）

編集者注：田崎は『羽鳥慎一モーニングショー』に出演したジャーナリスト田崎史郎、西村は本書の調査対象者の一人である西村康稔のことと思われる。

　|　（連続ツイート）

ところはすぐ介入が必要であり、８割は絶対必要という主張をしてきました。とても大事なので研究者矜持を忘れず厳密計算をしているところなのに簡単にコミュニケーションのミスが生じていて大変危険です。だから、僕は真実をちゃんと吐いたほうが良いのだと思います。取材対応まとめてやります　2/2（2020.04.10）

▶ **西浦**　「厳密には６割だけど」なんてこと、決して言っておりません。。。。朝日新聞からの取材も受けておりません。東京都との会見を曲解されたのかも知れないですね。。。　皆さん、８割が必要です!!!骨抜いたり色々しないで下さい!!!　（2020.04.10）

　（リンク記事：朝日新聞デジタル ”「接触７〜８割削減」効果は専門家「感染抑制できる」”。さらに、これに対する他者コメントに「新型コロナクラスター対策専門家」の動画【なぜ８割の行動制限が必要なのか】がリンクされている）

　|

**Wi 氏**　６割実現のために８割目標が必要という理屈ですね。（2020.04.10）

　（前述の「新型コロナクラスター対策専門家」のツイート【なぜ８割の行動制限が必要なのか】をリンク）

　|　（Wi 氏の投稿を引用ツイートする形で以下）

**西浦**　ややこしいですが、Twitter 民はフォローできますよね。接触を起こす属性別に再生産数を行列として計算し（次世代行列）、性的接触に介入できないことを想定、他のところで８割落ちたとして要素別に減少を加味、結果として固有値で与えられる再生産数の代表値が１を下回る、という理屈が背景にあります。（2020.04.10）

物理学者の押川正毅氏（東京大学物性研究所）は日本のコロナ対策に疑問を持っていて、西浦氏に批判的なツイートを投げかけている。

▶**西浦**　僕はただそのへんの8割おじさんですが、1つ重要ポイントをつぶやきます。現場で感染動態を調査してアドバイスできる接触者追跡調査のプロFETPは日本の宝です。韓国ではMERSなどの経験からFETPが100人おり、プラス軍医が動員され検査を実施。日本は10人少々。この違いで対策に違いが出ており是正したい（2020.04.12）
　　｜　（西浦の投稿を押川が引用ツイートする形で以下）
**押川正毅**　「世界で唯一、日本のクラスター潰し」的なヨタ話が嘘（他国でも対策はしてる）なのは知ってましたが、日本のお家芸？のクラスター対策で、韓国の方が10倍以上強力な体制だったと言うのは衝撃。その韓国がクラスター対策のみに賭けたりはせず、検査量を拡充していたわけで。（2020.04.13）

▶**西浦**　僕はただそのへんの8割おじさんですが、1つ重要ポイントをつぶやきます。現場で感染動態を調査してアドバイスできる接触者追跡調査のプロFETPは日本の宝です。韓国ではMERSなどの経験からFETPが100人おり、プラス軍医が動員され検査を実施。日本は10人少々。この違いで対策に違いが出ており是正したい（2020.04.12）
　　｜　（西浦の投稿（再掲）を押川が引用ツイートする形で以下）
**押川正毅**　と言うか西浦 @nishiurah さん、こういうことは早く言うべきだったのでは？西浦さんとしては無い無い尽くしの中で頑張って来られたのでしょうが、「韓国は検査しすぎで医療崩壊」「日本はクラスター潰しに賭ける」的な有害無益な幻想の跋扈を許し、貴重な時間を空費しました。（2020.04.13）
　　｜　（連続ツイート）

押川正毅　最近の西浦 @nishiurah さんのツイート等を見るに、西浦さんご本人は「クラスター対策」の限界もよく認識されていた。まあ専門家として当然でしょうが。

ただ、「日本はクラスター対策しかない」的な空気になってしまって、それを否定できなかった。太平洋戦争時の山本五十六みたいなものでしょうか？（2020.04.13）

｜　（押川の投稿を引用ツイートする形で以下）

西浦　ご批判は受け止めますが、クラスター対策の基本的考え方で第一波での感染者数は増加せずに進めてこれました。他方、パンデミック第二波となり対策のシフトが必要になりました。様々なオプションは政府に進言をしています。科学者としてのフィードバックはそこまでです。（2020.04.13）

｜　（連続ツイート）

西浦　その上で判断して方針説明するのは EOC でなく政策決断者です（Our strategy is を言ってほしく）。私から勝手に「いまこれしかありません」も「こうするべきです」を公向けに言うべきでなく現に言及していません。科学的に「これは譲るとやばい」から 8 割話はしていますが私の職責を超えるものと思います（2020.04.13）

｜　（西浦の投稿を引用ツイートする形で以下）

押川正毅　「第一波では成功」と言っても、クラスター対策の奏功、日本の特殊事情、幸運、等のどれがどれくらい寄与したのか、データ不足で何とも言えないのでは？

そして、検査体制が十分でないため「第二波」が発生しても 2 週間経たないと検知できなかったのは致命的だったのでは？（2020.04.13）

また、作家・ミュージシャンの辻仁成氏より「8 割おじさんは緊急事態宣言だけで人との接触 8 割減が実現できると思われているだろうか？」との質問を受け、日本では「外出禁止や都市封鎖は現行法制を超え」、「科学的示唆としては、社会機能維持以外の労働人口

ではこのままでは達成できません」と答え、以下に続く。

▶残るのはハイリスク場所を止めるとか法を超えた対応等になります（正
しい大変困難です）。命がかかってますので科学フィードバックは精
一杯やります。僕は研究者としての使命感があり８割おじさんを名乗
って職責を超えた発言をしました。たくさん死亡するようなことがある
と困るからです。2/4（2020.04.17）

## PCR（8件）

　PCRそのものについての意見らしい投稿は見当たらない。

　2021年8月、「毎日検査した結果の定量的PCRのデータなんて
世界的にすごく貴重になる」、同年9月は批判されたことに対して
「PCR抑制論者云々言っている方は妄想しかできないのでしょう」。

▶**西村カリン（Karyn NISHIMURA）**　大会委員会の方々にこのデー
タは科学的に意味がないといくら説明しても、理解してくれない。専
門家のHELPが必要です。@nishiurah（2021.08.04）
　編集者注：西村カリン氏はフランス人記者。YouTubeで動画配信も行っている。

**西浦**　意味がないわけではないけれど、各選手の接触リスク程度や
曝露時刻を気にせずに検査を定期的に実施した結果の積分値という
ことなので、解釈がすごく難しい、ということだと思います。他方、毎
日検査した結果の定量的PCRのデータなんて世界的にすごく貴重に
なるのだけれど捨ててしまってるのかなあ（2021.08.04）

**西村カリン（Karyn NISHIMURA）**　気になっているのは、彼らの
データだとこうなる。
例えば10人の関係者がいる。
10人とも毎日検査を受ける。
10日目は、10人とも陽性。

陽性者 100% だが、大会委員会の方式だと、Positivity rate 陽性率は 10%（2021.08.04）

　｜

**西浦**　数理的に言うと、この検査は Independent draw ではない、という主張で、おっしゃる通りです。同じ人が Sequential にテストされる結果を足しているので、公衆衛生学的には陽性「者」の割合を出すほうがわかりやすいのは指摘の通りだと思います。（2021.08.04）

▶**NA 氏**　日本のまじめな疫学研究者が不幸なのは、ベースの統計に恣意性があることです。（2021.09.13）

　｜（中略）

**西浦**　たぶん内部のオペレーションを見られると理由とか状況がわかると思います。ちゃんとポジティブなことを述べますと、おそらくは、モデル地域を定めて、見つかった時のベッド確保や管理も含めて皆さん火中の栗を拾って作業されてみると良いのかも知れません。（2021.09.13）

　｜

**NE 氏**　この 1 連のスレッド、
政治家や官僚の「検査は面倒、金かかる」に忖度して、専門家会議が PCR 抑制論に与した空気が少し伝わってくる。
こういった科学者の政治的行為・選択（自分は政府の会議ってそういうものだと思う）も、後日ちゃんと検証するべきだと思うが、議事録作らないのとか、ほんと酷いよね。（2021.09.14）

　｜

**西浦**　コタツの中から PCR 抑制論者云々言っている方は妄想しかできないのでしょうね。Operation としての流行抑制の検査は未だ Mainstream でないというだけだと思います。僕は Neutral な態度すので（諸条件ですぐ実装できそうにもないし）、日本でも主張される方同士が協力して実証をされると良いと思います。（2021.09.14）

（NA 氏と NE 氏は別アカウント）

## 緊急事態宣言（7件）

　政府が最初に緊急事態宣言を発したのは 2020 年 4 月だが、2020 年中には「緊急事態宣言」を含む投稿はない。初出は 2021 年 3 月に西浦氏が執筆した記事「緊急事態宣言、"解除前夜"に最前線の専門家がどうしても伝えたかった"ある"メッセージ」をリンクしたツイート。その後、4月、緊急事態宣言がないことを憂える投稿。5 月、緊急事態宣言が出される中、「北海道の複数地域で相当に厳しい状況で今後災害レベルになると理解」、7 月のオリンピック期には「緊急事態宣言が厳しい内容で長く必要だろうことが予期され」ると投稿。

▶緊急事態宣言、"解除前夜"に最前線の専門家がどうしても伝えたかった"ある"メッセージ @gendai_biz
　https://gendai.ismedia.jp/articles/-/81094 #現代ビジネス
（2021.03.18）

▶どう考えても病院溢れますが。緊急事態宣言なしか。。
（2021.04.09）

▶北海道の複数地域で相当に厳しい状況で今後災害レベルになると理解しています。「緊急事態宣言に相当する重点措置」と大阪でもおっしゃっていたと思います。ヒトとヒトの接触を減らす強い措置が必要と GW 最初から分析・報告差し上げてきました。それ以降の新規感染増加は政治・行政の責任と考えます。（2021.05.13）

▶**西浦**　声明に感謝します。ここで全国対象は犠牲が多すぎるので冷静にお話し合い下さい。（2021.07.30）

**SO 氏** この期に及んでなに生ぬるいこと言ってるんですか。
日本全体の問題です。緊急事態宣言をしていない場所に、人がなだれ込んでくる危険性をなんとも思ってないんですか。
厚労省的な視線なのか、経産省的視点なのか。はっきり立ち位置を考えてものを言ってください。だから中途半端になるんですよ。
（2021.07.30）

|

**西浦** 主張の趣旨はわかりますが変異株の感染性を考えると、緊急事態宣言が厳しい内容で長く必要だろうことが予期され、それを考えると、感染者が少ないところも含む全国を対象にすると勿体ないし長持ちしないと考えています。経済インパクトが大きい対策で、まだまだ走り抜けないといけない。全国は悪手です（2021.07.30）

## 3密（4件）

3密の定義や「3密は依然として極めて重要」などの発言がある程度で、投稿件数は少ない。

▶捕捉：3条件とは専門家会議で危険であると設定している（1）換気が悪い空間、（2）多くの人が密集した空間、（3）近距離での会話や身体的接触、を満たす接触条件とします。（2020.03.22）

▶ハイリスクの3密は依然として極めて重要ですので避けて下さい。加えて、屋内を中心に皆さんの接触自体を全体として避けて下さい。（2020.04.09）

## 2類／5類（3件）

「2類」を含む投稿は皆無。「5類」にしてもわずか。2023年3月4日に「5類化に向け」た自身の記事を紹介する投稿があるが、5類移行の是非を論じたものはない。

▶ 「5類化に向け未解決の問題」「過去の失敗」言及、西浦京大教授（m3記事、日本集中医療学会より）（2023.03.04）

## ゼロコロナ（2件）

　「ゼロコロナ」を西浦氏の主張と思っている人が多いが、2021年7月、「ゼロコロナを公に主張したことはありません」と主張。ツイッター上では確かに「ゼロコロナ」を含むツイートは2件のみで、いずれも「ゼロコロナ」を推し進める内容ではない。

▶ 僕はゼロコロナを公に主張したことはありません。専門家内でその考えを支持しつつ可能性を議論したことはありますが、実現しませんでしたし、ここで述べるべき内容はありません。科学＝ゼロコロナではないと思っていますし、今の日本はそれより良い経過を辿っているように思いますよ。（2021.07.27）
　（他者投稿への反論）

▶ 面会や盆・正月の移動をどうするのか。第7弾。感染対策の今後についての第7弾です。この状況で院内ゼロコロナが続くとナースを中心に離職者が続出しそうですね。基本的な感染対策を実施している限りは院内・施設内クラスターは免責を考えないといけないように思います。（2023.02.21）
　（リンク記事：BuzzFeedNews"病院の面会、盆・正月の親戚や家族との宴会、これからも制限しなくちゃだめ？"）

## Go To（1件）

　「Go To」を含む投稿は1件のみ。Go Toキャンペーン自体の是非を論じたものはない。

▶ m3よりYahoo JAPANに掲載いただきました（ありがとうございました）。GoToトラベルのデータ分析は、私のような一部専門家で片隅

で叫んでも仕方ないもので、今回のように専門性を超えて皆で物事を理解しつつ進む覚悟でやる必要があると思っています。引き続きお願いします。（2021.01.29）

（リンク記事は 2023 年 12 月現在閲覧不可）

## ソーシャルディスタンス（1件）

2020 年、第 1 回緊急事態宣言前の 3 月末に「Social distancing」を含む投稿があるのみ。質問者 TZ 氏の発言から、「ソーシャルディスタンス」という言葉がこの頃から使われはじめたことがわかる。また、類似の表現として、2023 年 2 月に自身のインタビューを含む記事をリンクする投稿に「フィジカルディスタンス」が見られる。

▶**TZ 氏**　西浦先生はじめまして!クラスター班のリーダーもご苦労様です。感染拡大地域なのか感染が収束傾向の地域なのか感染が拡大していないまたは確認されてない地域なのか?イベント開催は慎重にならなければならないですが、何かしらの判断材料となる指数を示して欲しいです。実効再生産数が気になります。（2020.03.22）

　　　　|

**西浦**　いま感染者がいるところは基本的には開催やめていただきたいです。判断材料としては「感染者がいるところ」。本当は「もっと緩めれないのか」とか「その時の判断基準を出してほしい」という相談もあったのですが、そんなもんありませんよ。Massive な 2 次感染が出るかどうかのロシアンルーレットですから（2020.03.22）

　　　　|

**TZ 氏**　分かりました。首都圏や関西圏が厳しい理由も分かる気がします。海外ではソーシャルディスタンスという言葉がありますが我々も実行するべきですね。（2020.03.22）

　　　　|

**西浦**　Social distancing は「持続可能バージョン」と「ピンチ時

バージョン」に分けて実施しないといけなくて、現時点では前者を都市部で全般的に実施していただきたいのです。背景に大きな組織があると難しいことも度々あります。。とりあえずサイエンスを社会に溶かす端緒まで頑張ります。（2020.03.22）

▶これからの感染対策について。いわゆるフィジカルディスタンスはどう考えていくと良いのか、考える土台に使って下さい。全8回の2回目です。（2023.02.16）
（リンク記事：BuzzFeedNews "3密を避ける、イベントでの大声禁止、科学的に意味があっても … 思い切って無くしたほうがいいのはどれ？"）

## 西浦個人キーワード　85万人重症化42万人死亡

　2020年4月15日、西浦氏は「外出自粛などの対策を全く取らなかった場合、重篤な患者が国内で約85万人に上り、このうち約半数の40万人程度が死亡する恐れがあるとの試算を明らかにした」（読売新聞オンライン）と述べた。同日の朝日新聞デジタルも「行動制限なしなら42万人死亡　クラスター班の教授試算」と題して、同様の記事を出している。

　西浦氏が記者意見交換会で、個人として発表した数字であったが、厚生労働省新型コロナウイルスクラスター対策班に属する専門家の意見とあって、反響は大きかった。

　4月7日に政府の緊急事態宣言が公示されたばかりの時期にこの発言は「不安を煽るもの」として批判が向けられた。（参考：中谷内一也「リスク評価が不安を煽る？」リスク学研究30（2）：89-95（2021））

　西浦氏のツイッターに「85（万）」や「42（万）」を含む投稿はなかったが、「85万人重症化42万人死亡」について「職責を超えた発言をしました」（2020.04.17。「8割」参照）などの投稿があった。

　また、以下のやり取りは2021年7月のオリンピック直前の「もう感染拡大が止められないシナリオも想定せねばならない」などと西浦氏が危機感を訴える内容の記事をきっかけとした批判者のツイートから発しているが、批判者IR氏の「当初の見解」とは「85万人重症化42万人死亡」のことであろうと思われる。

▶**西浦**　それぞれの持ち場があると思います。私は感染症疫学を専門にしています。（2021.07.07）

**IR氏**　では責任を持ってご自身が発表した内容を検証し、当初の見解が外れた要因を全国民が理解できるように説明して下さい。メディアに出てくる多くの専門家は、恐怖を煽るために存在しているとしか思えません。（2021.07.08）

**西浦**　検証は研究として実施すべきものは実施中であり機会の折に研究の場で報告をしていますし、今後総括する会議の場もあるでしょう。本来的に、お茶の間に常に出ている立場でない限りは「全国民」が理解できるように説明するのは感染症疫学者の役割ではないと思っています。（2021.07.08）

　次のIS氏もまた、同じ時期に出てきた西浦モデルに対する疑問を呈している。

▶**IS氏**　「4度目の宣言、ためらった政府　専門家が突きつけたノー」学問としての感染症の数理モデルが社会に適合するのか、一度検証すべきではないかと思います。西浦教授の予想を政策判断に使っていることは不幸なことです。
かつてのように日本は一部の専門家によって道を誤ります（2021.07.08）

**西浦**　今回の政策判断の経過や、おっしゃる数理モデルの中身との不適合性の内容について（そして、できるなら西浦単独が何に直接影響を与えたのかについても）、それから誤っているなら何なのかについて、もうちょっと詳しく理解・考察されてからご批判下さい。（2021.07.08）

**SG 氏**　何もしなかったら 42 万人死ぬって予想が外れたのは対策を取ったからだってのは分かります。
ただもう一年以上経過した訳で、より現実に則した結果になるようパラメータや条件の最適化は行われたのでしょうか
それを行ったのであれば、取られた対策のどれが感染拡大防止に繋がったのか知見が得られると（2021.07.08）

**西浦**　してないはずないじゃないですか。でも、私がうかがっているのはその話でなくて「今回の」ニュースを引用していることで、それ以外ここで話はしません。そもそも私が影響して宣言をしているように書かれますが、それさえ確認取れていないと思うのです。風説も良いところ。（2021.07.08）

　西浦モデルへの疑問という意味では、2023 年に出された論文もまた批判を浴びている。
　ワクチンは完璧でない旨を強調していた西浦氏だが、2023 年にはワクチンの効果を大きく認める論文を書いている。以下は「日本最大級の医療従事者専用サイト」m3.com からの引用である。

　京都大学大学院医学研究科教授の西浦博氏は 4 月 14 日、日本内科学会総会・講演会のシンポジウムで 3 年間にわたる新型コロナウイルス感染症への対応の中で何が明らかとなってきたのかを振り返り、「数理モデルに基づくリアルタイム分析によると、ワクチン接種の直接的な効果によって第 5 波では 1 万 8622 人の死亡を防ぐ

ことができた」と説明。仮にワクチン接種が存在していなかった場合を想定すると、「2021年8月時点で6300万人が感染し、そのうち36万人が死亡していた可能性がある」とのデータを提示した。こうしたデータを踏まえ、西浦氏は「ワクチン接種は生物学的な作用としての直接効果だけでなく、集団レベルで感染機会を減らすことによる間接効果も大きい。予防接種が全く実施されなかった仮定のシナリオと比較して、死亡は97%減少したと推定される」と強調した。(m3.com 2023.04.15)

そして、10月にはScientific Reports(2023.10.18)に同内容の論文 Evaluating the COVID-19 vaccination program in Japan, 2021 using the counterfactual reproduction number（著者：Taishi Kayano, Yura Ko, Kanako Otani, Tetsuro Kobayashi, Motoi Suzuki & Hiroshi Nishiura）が掲載された。

論文は英語だが、掛谷英紀氏（筑波大学システム情報系准教授）がYouTubeで、1時間半にわたって、この論文に反論する形で問題点を解説している（2023.12.01 "ワクチンなしで36万人死亡⁉掛谷英紀氏が西浦論文へ反論！ 12月1日のやなチャン！"。「やなチャン！」は 日本維新の会、参議院議員「やながせ裕文」のYouTubeチャンネル）。

掛谷氏いわく、根拠となる計算手続きが杜撰な（交差検定がまったく行われていない）ため、「工学系の人間があの論文を見ると、これだけで失格。理工系の論文だったら、査読を通らない。しかし、生命科学系・医学系の雑誌は政治化してしまっていて、今、フェアな査読をしている雑誌はBMJ（British Medical Journal）だけ。〔西浦論文は〕真理の探求ではなく、政治的なプロパガンダが目的の論文。データで遊んでいるだけで、科学とは言えない。こういう論文を書くことは、科学者として許せない。」

掛谷氏は動画で「42万人死亡説」やその他の西浦氏の推計値についても触れている。以下は掛谷氏の解説の要約である。

「42万人死亡説」は「何もしなければ」という前提があることを考慮に入れても「数十万死ぬ」ぐらいの大まかな予測しかできないはず。「42万」と、それだけの精度があるかのように発言しているのはけしからん。

　この「42万人死亡説」は「何もしなければ」との前提つきで、実際には対策をとっているために検証できないが、西浦氏の推測値で答え合わせができるものもある。オリンピックのときや5類移行時の悲観的警告はまったく当たらなかった。さらに、2022年、オミクロン株が流行したときにワクチンを打たなかったら、東京でどれくらいの人が感染したかを年齢別に推計したときには、実際の人口より多い数になっていた。現実に沿わない仮定でモデルを作り、当然ながら非現実的な数値が出てきたのである。データの推定誤差を考慮していないから、こういう結果になる。既存のデータの採集はできても、未知のデータに対する予測はできない。そういうモデルは意味がない。

　公正のために言っておくが、これは西浦氏だけでなく、学者一般の問題でもある。地震の発生や100日後の天気のように、予測できないことというのはある。感染者数の予測も原理的に予測できないに近いものである。しかし、学者は研究費欲しさに「予測できる」と言うのである。したがって、「予測できる」と煽る科学者を政策決定の現場に近づけてはならない。そして、そういう予測できないことについては、複数のシナリオを想定し、それぞれの場合にどう対応するか対策を準備するのが政治の責任である。

　昨今、「政治不信」や「マスコミ不信」が言われるが、それと同様に、科学者が信用できない人たちであるという意識を国民全体が持つようになることが大事である。

# 忽那賢志
## （Twitter 投稿）

### 人物

　忽那氏は大阪大学大学院医学系研究科教授。感染制御学、感染症専門医。

　国立国際医療研究センター医長の経歴があり、中国・武漢からのチャーター便の帰国者対応や、クルーズ船「ダイヤモンドプリンセス」号の患者受け入れなど、発生直後からコロナ対策の最前線のリーダーとして新型コロナ感染者への治療にあたってきた。

　著書に、『専門医が教える新型コロナ・感染症の本当の話』（幻冬舎新書、2021 年 3 月）、共著『それでも闘いは続く　コロナ医療最前線の 700 日』（国立国際医療研究センター著、集英社インターナショナル、2021 年 11 月）などがある。

　インターネット上では「くつ王」とのあだながある。

### 忽那賢志 Twitter 投稿とその傾向（概要）

　忽那氏はコロナ関連の発信を、Twitter・Facebook を主な媒体として行ってきた。本調査では Twitter に焦点を当て、対象期間の全投稿を記録。本書では、その一部を紹介する。自ら執筆した記事をリンクした投稿が多く、詳細は記事中にあるので、適宜、リンク記事より引用した。

　アカウント名は「忽那賢志」。フォロワー数は 23.3 万人（2023 年 11 月現在）。対象期間における Twitter への全投稿件数は 583 件（リツイートは除く）。2020 年 4 月にアカウントを作成している。4 月 7 日の緊急事態宣言を機に発信を始めたもよう。月別投稿数を見ると、2020 年 5 月の 43 件が最大。2020 年：月平均約 20 件、2021 年：約 15 件、2022 年：約 10 件、2023 年には月一桁と、徐々

に減ってきている。

忽那氏の月別投稿数

| 年 | 月 | 投稿数 |
|---|---|---|
| 2019 | 12 | 0 |

| 年 | 月 | 投稿数 |
|---|---|---|
| 2020 | 1 | 0 |
|  | 2 | 0 |
|  | 3 | 0 |
|  | 4 | 25 |
|  | 5 | 43 |
|  | 6 | 15 |
|  | 7 | 30 |
|  | 8 | 37 |
|  | 9 | 21 |
|  | 10 | 22 |
|  | 11 | 20 |
|  | 12 | 30 |

| 年 | 月 | 投稿数 |
|---|---|---|
| 2021 | 1 | 19 |
|  | 2 | 19 |
|  | 3 | 15 |
|  | 4 | 16 |
|  | 5 | 15 |
|  | 6 | 13 |
|  | 7 | 14 |
|  | 8 | 26 |
|  | 9 | 12 |
|  | 10 | 11 |
|  | 11 | 7 |
|  | 12 | 21 |

| 年 | 月 | 投稿数 |
|---|---|---|
| 2022 | 1 | 20 |
|  | 2 | 6 |
|  | 3 | 7 |
|  | 4 | 5 |
|  | 5 | 4 |
|  | 6 | 5 |
|  | 7 | 15 |
|  | 8 | 9 |
|  | 9 | 11 |
|  | 10 | 18 |
|  | 11 | 8 |
|  | 12 | 15 |

| 年 | 月 | 投稿数 |
|---|---|---|
| 2023 | 1 | 5 |
|  | 2 | 5 |
|  | 3 | 6 |
|  | 4 | 7 |
|  | 5 | 6 |

| 全投稿数 | 583 |
|---|---|

## キーワード別発言

| 位 | 共通キーワード | 件数 |
|---|---|---|
| 1 | ワクチン | 83 |
| 2 | マスク | 22 |
| 3 | 2類/5類 | 6 |
| 4 | 自粛 | 5 |
| 5 | Go To | 5 |
| 6 | PCR | 4 |
| 7 | 緊急事態宣言 | 3 |
| 8 | 3密 | 3 |
| 9 | 8割 | 1 |
| 10 | ソーシャルディスタンス | 1 |
| 11 | オリンピック | 0 |
| 12 | ゼロコロナ | 0 |
| 13 | ロックダウン | 0 |

### ワクチン（83件）

　かなり早い段階（2020年5月）からワクチンを積極的に打つことを表明している。同年10月11日、各種ワクチンの開発状況や日本でのワクチン接種について自ら執筆した記事のリンクととも

に、「新型コロナのワクチン開発状況についてまとめました」とある。

▶過分なご紹介ありがとうございます。

先生のワクチンの投稿も大変勉強になりました。うちの子もワクチン忘れずに打つようにします！（2020.05.05）

（アレルギー専門医・掘向健太氏への返信）

▶新型コロナのワクチン開発状況についてまとめました。「最近は以前の投稿の焼き増しが多いのではないか。手抜きではないか。もうくつ王限界なのではないか」という声がどこからか聞こえてきたので、今日は再利用無しですッ！（2020.10.11）

（リンク記事：Yahoo! JAPAN ニュース “新型コロナ ワクチンの開発状況は？”）

翌2021年2月14日、ファイザー社の新型コロナワクチンが承認され、まずは医療従事者へ優先的に接種が行われた。忽那氏は同日、自らの記事「医療従事者へ接種開始 ファイザー社の新型コロナワクチンQ＆A」へのリンクとともにツイート。記事にはワクチンの国別接種状況や、効果、副反応について書いている。翌3月、「ワクチン接種と死亡の因果関係はない」。

▶ファイザー社の新型コロナワクチンが本日承認になります。このワクチンについての現時点での知見をまとめました。（2021.02.14）

（リンク記事：Yahoo! JAPAN ニュース ”医療従事者へ接種開始 ファイザー社の新型コロナワクチンQ＆A”）

▶ワクチン接種後の死亡は海外の事例ですが、ワクチン接種と亡くなったこととは因果関係はないと判断されていますのでご安心ください。（2021.03.01）

（忽那氏出演番組を紹介する「報道ステーション」への返信。該当番組中にも「海外でワクチン接種後に亡くなった事例が報道されているが、ワクチン接種をして亡くなった人と接種をしていなくて亡くなった人の数に差はないと言われているのでワクチン接種によって亡くなったとは言えない」と語っている。）

6月13日、副反応について触れるとともに、ワクチン接種が進むことにより非接種者の感染も少なくなるとして、ワクチンの「ぱねえ効果」を説いている。「ぱねえ」とは「半端じゃねえ」を略した言葉。一般的に用いられるスラングだが、「ぱねえ効果」でグーグル検索すると、最上位に忽那氏のツイート（2021.06.19）がヒットした（2023年11月時点）。

また、3月には「ワクチン接種と亡くなったこととは因果関係はない」とツイートしていた忽那氏だが、6月下旬には、ややトーンダウン。「注意深く監視・調査する体制は必要」（2021.06.21）としている。

▶恒例のワクチン記事ですが、今回は非接種者への効果、ファイザー／モデルナの副反応の頻度、心筋炎の副反応などについて書いています。
　非接種者にも効果があるってどないやねん（勉強中の関西弁）と思われるかもしれませんが、これもまたワクチンの「ぱねえ効果」の一つです。（2021.06.13）
　（リンク記事：Yahoo! JAPANニュース "非接種者にも予防効果?ファイザーとモデルナ副反応の違いは?心筋炎の頻度は?新型コロナワクチン最新知見"）

▶年齢や性別によらず、mRNAワクチンは「ぱねえ効果」を示します。多くの基礎疾患を持つ方や、免疫が落ちている方では多少効果が落ちますが、感染したときの重症化リスクを考慮すれば接種する意義は

大きいと考えられます。（2021.06.19）

▶ 「新型コロナワクチンってまだ新しいワクチンだから、時間経ってから
未知の副反応が出るんじゃないですか?」とよく聞かれますが、ワクチ
ンの機序やこれまでの他の mRNA ワクチンの知見からはその可能性
は低いと考えられます。とはいえ、注意深く監視・調査する体制は必
要です。（2021.06.21）
（リンク記事：Yahoo! JAPAN ニュース ” 新型コロナワクチンの長期
的な安全性への懸念は? ”）

　一貫してワクチン推奨派であり、8 月にも質問に答える形で「ワ
クチンによってより強固な免疫が得られ」るとツイートする一方、
子どもの場合は重症化リスクが低いため「周りの人のために打つ」
ことになると投稿。9 月には、「ワクチンの効果が実感」できたと
し、12 月には接種率を高めた貢献者として河野ワクチン担当大臣
を賞賛している。

▶ 「コロナに感染するのとワクチン接種とではどちらが免疫がつくのか?」
という疑問についてご説明しました。
ここでいうワクチンは主に mRNA ワクチンを指しています。
過去にコロナに感染した人も再感染するリスクがあり、ワクチンによっ
てより強固な免疫が得られます。（2021.08.17）
（リンク記事：Yahoo! JAPAN ニュース ” コロナに感染するのとワク
チンを打つのとでは、どちらがより強い免疫が得られるのか? ”）

▶ 最近、友人や同僚から「うちの子、ワクチン打った方がいいの?」とい
う質問が増えてきたので、メリットとデメリットについて整理しました。
基本的には子ども自身というより周りの人のために打つことになる
ので、それをよく理解してもらった上で接種するようにしましょう。
（2021.08.29）

（リンク記事：Yahoo! JAPAN ニュース "子どもは新型コロナワクチンを接種した方が良い？　接種するメリットとデメリット "）

▶第 5 波を振り返って、今後の対策について考えてみました。感染者が過去最多となり医療逼迫を起こしてしまいましたが、致死率は大きく下がっておりワクチンの効果が実感できました。我々は少しずつですが前進しているのではないかと思います。（2021.09.30）
（リンク記事：Yahoo! JAPAN ニュース "新型コロナ第 5 波を振り返って 過去最多感染者数と低下した致死率 今後取るべき対策は? "）

▶大阪大学の忽那です。日本でここまで高いワクチン接種率が達成できたのは河野元大臣の強いリーダーシップによるところが非常に大きいと思います。感染症専門家を勝手に代表して、心より感謝申し上げます。引き続きブースター接種の推進についてもご支援よろしくお願い申し上げます。（2021.12.25）
（河野太郎ワクチン担当大臣の年末の挨拶ツイートにコメント）

　2022 年には新型コロナウイルスの変異株であるオミクロン株が流行り、改めて接種を要請するツイートをしているほか、3 月 20 日には、4 回目のワクチン接種については、やや控えめな投稿をしている。

▶4 回目のワクチン接種の有効性についてイスラエルから報告が出てきています。残念ながら劇的な効果というものではなく、ワクチン政策は大きな岐路に立たされそうです。
「くつ王、ついに反ワクになったか…闇落ち乙」と思われるかもしれませんがそういうわけではありませんよ。（2022.03.20）
（リンク記事：Yahoo! JAPAN ニュース "4 回目のワクチン接種の効果によって明らかになってきた、既存の新型コロナワクチンの有効性の限界 "）

　2023年4月8日には、一ヶ月後の5月8日から新型コロナは5類感染症となることが決定されたことを受けて、それでも後遺症の予防のためにワクチン接種は重要とする記事をリンク。

▶新型コロナが5類感染症になってもインフルエンザと同等とは言えない理由の一つにコロナ後遺症があります。しかし、最近ワクチンや抗ウイルス薬によってコロナ後遺症を予防できるという報告が増えてきました。現時点でのコロナ後遺症の予防に関するエビデンスをまとめました。（2023.04.08）
　（リンク記事：Yahoo! JAPAN ニュース " コロナ後遺症は予防することができる？　現時点で分かっていること "）

## マスク（22件）

　忽那氏はマスクに関しては効果があるとした論者と思われている。ただし一方で、2020年6月20日、学校での過剰な処置には否定的なツイートをしている。リンク先の記事では、「小児では基本的にはそもそも感染者が少なく、有症状者や重症化も少ないため、ゼロリスクを求めるような学校での過剰な感染対策は避けるべき」と述べる。

　2020年7月23日の東京都・渋谷駅前のハチ公像にマスクをさせた忽那氏の投稿は話題になった。リンク記事中には「これまでは（マスク着用の）科学的な根拠が十分ではありませんでしたが、徐々にそのエビデンスが増えてきました」として、以後、マスクを推奨するツイートが増える。

▶娘の入学式での「心の中で歌う国歌および校歌斉唱」という新しい入学式様式は衝撃でした。換気もされて距離もとっててマスク着けてれば歌ってもいいような気もしますが、誰も「絶対大丈夫」とは言い切れないのでこのような対応になってしまいます。コロナ対策は難し

い。（2020.06.20）

（リンク記事：Yahoo! JAPAN ニュース " 小学校でのクラスター発生 それでも過剰な対策はすべきではない理由 "）


▶表紙の「マスクを着用し WITH コロナの覚悟を決めた渋谷ハチ公」は私が撮影したものですが、人との距離が保たれていれば屋外でのマスク着用は推奨されていませんので、ハチ公のように新しい生活様式に適応しすぎないようにご注意ください（ハチ公にマスク着けたの私ですが）。（2020.07.23）

（リンク記事：Yahoo! JAPAN ニュース " 新型コロナ マスク着用による感染予防の最新エビデンス "）

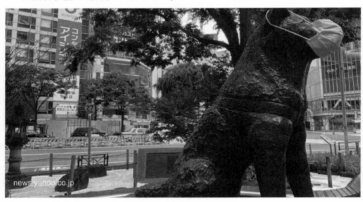

▶マスクが新型コロナの感染だけでなく、重症化も防ぐのではないか、という仮説のご紹介です。割と信憑性あるような気もします。（2020.09.20）

（リンク記事：Yahoo! JAPAN ニュース " マスクが新型コロナの重症化を防ぐ、という仮説 "）


▶定期的にアップデートしているマスクの話です。だんだんとユニバーサルマスクを支持する根拠が集まってきました。（2020.10.10）

（リンク記事：Yahoo! JAPAN ニュース " マスク着用による新型コロナの感染防止効果について "）

　自ら「くつ王」と名乗って投稿することが多々あるが、そのうちのひとつが次。リンク先の動画では、手洗いやマスク会食の方法「食べるときは黙って食べて、しゃべる時にマスクを付けて会話をする。それがマスク会食ですね」などと指導している。

▶くつ王です、シャキーン!
　ということで YouTuber のねおさんとみゆさんと中年のおじさんの 3 人で、マスク会食についてファミレスでお話をしてきました。
　年末年始で会食の機会も増えると思いますが、黙食・マスク会食をしつつ楽しい年の瀬を過ごしましょう。（2021.12.06）
　（リンク先 YouTube：ねおチャンネル " ねおみゆで勉強してきました! "

　2022 年 8 月 21 日、マスク着用者が多い日本で感染者が増えているのはなぜかという疑問に答えている。リンク記事で「世界的に検査数の減少」「これまで感染者数を最小限に抑え込んでいたから」などを挙げるとともに、「マスクは感染リスクを低下させる」として着用を推奨。ただし、「屋外で周囲との距離が保たれている場面ではマスクを着ける必要はありません」としている。

▶前回の記事「日本はマスクしてるのになんで海外より感染者が多いの?」は少し言葉足らずのところもあったので「ハイブリッド免疫」も含めてより丁寧な説明を試みましたが…結果めちゃ長くなりました。結論を一言でいうと「よそはよそ、うちはうち」ということになります。（2022.08.21）
　（リンク記事：Yahoo! JAPAN ニュース " マスクを着けている人が多い日本の新型コロナ感染者数が世界最多なのはなぜ?その 2 ハイブリ

ッド免疫とは”）

　同年 11 月、外国ではマスクを外す人が多くなってきた頃、日本ではまだマスクは必需品であった。「効果がないのでは？」との声に状況に応じて臨機応変に対応するよう促すツイートをしている。

▶ マスクについては単純に「するかしないか」ではなく、感染予防効果があることを前提とした上で「どの場面ではするのか / しないのか」「どういう流行状況であればするのか / しないのか」を議論するべきかと思います。
　ということで最新の知見を含めて記事をアップデートしました。
　（2022.11.13）
　（リンク記事：Yahoo! JAPAN ニュース ” 日本が再び世界最多の新型コロナ感染者数に　マスクに感染予防効果はあるのか? ”）

　2023 年 3 月、マスク着用を「個人の判断に委ねる」との政府の方針が打ち出された。日本では、マスクは「義務」ではなく「推奨」であったものの、国民は「義務」と感じ、マスク着用率は高く、取り外しにあたっても、政府の宣言（！）が必要であった。
　忽那氏も、それまでと同様、状況に応じた対応を求めるツイートをしている。

▶ 明日からマスク着用が個人の判断に委ねられます。改めてマスクの有効性や、マスクを着用すべき状況や場面について解説しました。マスクについて正しい知識を持った上で、場面や流行状況によって、マスクの着用を個人個人が判断できる社会になることを願っています。
　（2023.03.12）
　（リンク記事：Yahoo! JAPAN ニュース ”3 月 13 日からマスク着用は個人の判断　マスクの考え方と必要な場面や状況について ”）

## 2類 / 5類 （6件）

2023年1月20日、岸田首相は同年春に新型コロナを「5類」感染症に移行する方向で検討を進めるよう指示。忽那氏は、翌21日、5類移行にはメリットとデメリットがあるとツイートしている。

▶新型コロナの5類への移行は、医療者としては届出が不要、病床確保がなくなる、などメリットが多い一方で、国民目線で考えると大歓迎とは言えないところがあります。一気に5類にするよりも、入院調整や公費負担などについては段階的に変更するのが良いのではないかと思います。（2023.01.21）
（リンク記事：Yahoo! JAPAN ニュース ” 新型コロナが5類に移行 メリットとデメリットは？ ”）

忽那氏は、5類移行を控えた5月4日に「今回のコロナとの戦いで得られた知見・経験・反省を次世代に残していく必要があ」ると総括。リンク記事では天然痘やペスト、スペイン風邪の流行やワクチン・抗生物質の発明など、感染症の歴史について語っている。
5類移行前日の7日には、これからは「個人の判断での感染症対策をすることになる」と、コロナに区切りをつける発言をしているが、リンク記事では「現時点で、まだインフルエンザと同程度と言えない点」として「年に数回の大規模な流行が起こり多くの死亡者が出ている」「新型コロナ後遺症の治療法が確立されていない」を挙げている。

▶コロナが5類感染症になるということで、一つの節目として総括的な記事を書いていきます。　本日は人類と感染症の歴史です。人類の歴史は感染症との戦いの歴史でもあります。今回のコロナとの戦いで得られた知見・経験・反省を次世代に残していく必要があります。（2023.05.04）
（リンク記事：Yahoo! JAPAN ニュース ” 感染症と人類の歴史　こ

れまで人類は感染症とどのように戦ってきたのか ”）

▶明日から新型コロナは 5 類感染症になります。これまで感染対策にご
協力いただいた皆さまに心から感謝申し上げます。
これからは流行状況に合わせて一人ひとりが個人の判断で感染対策
をすることになります。私は今後もその判断のための情報提供をして
いければと思っています。（2023.05.07）
（リンク記事：Yahoo! JAPAN ニュース ” 新型コロナはこれからどう
なっていくのか?私たちは新型コロナとどのように付き合っていけば良
いのか？ ”）

**自粛（5 件）**
ワクチンやマスク着用は評価しているが、自粛には懐疑的。2022
年 1 月 31 日には「理不尽な自粛」と言い、7 月 31 日には政府や自
治体の特定の集団に負担を求める対策に疑義を呈している。

▶今日もコロナの解説後に 1 曲リクエストの機会をいただきました。
このコロナ禍で理不尽な自粛を求められ、それでも社会のために感染
対策に協力をしてくださっているすべての若者の皆さまに、おじさん
臭のする中年から感謝を込めて、フジファブリックの「若者のすべて」
リクエストさせていただきました！（2022.01.31）

▶なんか大阪府に続いて政府まで高齢者や基礎疾患のある人の行動自
粛を対策に入れてきましたが、重症化・死亡している人は感染リスク
の高い行動をして感染しているわけではなく（中にはそういう人もいる
でしょうが）特定の集団だけに負担を求めるには科学的根拠が不十
分です。（2022.07.31）
（リンク記事：Yahoo! JAPAN ニュース ” 新型コロナ重症化リスクが
高い高齢者に行動自粛を求めることで重症者・死亡者を減らすこと
が期待できるのか ”）

## Go To（5件）

　2020年7月下旬から実施されたGo Toキャンペーンたけなわの8月に、「キャンペーンに対する心の声が漏れてしまっている」として、そもそも旅行とは感染を拡大するものであるとのリンク記事を投稿。記事中、「『だからGo Toトラベルキャンペーンを止めろ！』と言っているわけではなく、私は『国内旅行は新型コロナを広げますよ』という科学的事実を述べているだけです」とも。

▶週末の自粛で時間を持て余しており、先週のGo Toトラベルの記事を加筆・修正しました。
　一部、キャンペーンに対する心の声が漏れてしまっているかもしれませんが、完全に気のせいです。
　皆さま、旅行する際は安全な旅をお心がけください。（2020.08.02）
　（リンク記事：Yahoo! JAPANニュース"国内旅行は新型コロナ拡大のリスク　Go Toトラベルを安全に楽しむには"）

　同年10月1日からはGo To Eatキャンペーンが始まった。外出自粛などにより大きな影響を受けている飲食業を支援するための経済対策である。これに対して忽那氏は、9月19日投稿のリンク先の記事で、飲食店での会食は感染するリスクであるとしながらも、政策の是非には触れず、キャンペーンの対象となっているテイクアウトやデリバリー、テラス席の利用、距離の確保など、感染のリスクを下げる方策を提言している。

▶東京都は感染者が再度増加に転じ、やや不安な感じでの時短営業解除＆Go To Eat突入ですが・・・。
　もちろんレストランで食事しちゃダメってことではなく、どうすれば安全に食事ができるのか、が大事です。
　我が家も少しでも飲食店を支えるためにデリバリー注文しまくりです。
（2020.09.19）

（リンク記事：Yahoo! JAPAN ニュース" 飲食店での食事は新型コロナ感染のリスク　Go To Eat キャンペーンを安全に利用するためには"）

## PCR（4件）

　PCR をはじめとする検査体制は重要だが、PCR 検査をすればよいというものではないというのが忽那氏の姿勢。

　2020年12月13日の投稿のリンク記事では「一番大事なのは『しっかりと診断し、患者を隔離し、濃厚接触者を追跡する』というプロセス」であって、「検査数を増やすための検査体制の整備だけでなく、診断、隔離をするための医療機関や医療従事者、療養ホテルの確保、接触者の追跡をしっかりと行っていくための保健所スタッフの増員を合わせて行うことが重要」としている。

▶中国の「5日で1000万人に PCR 検査」にはビビりましたが、日本がマネしようとしてもむりぽです。
　現時点では検査陽性率などを指標にしつつ、日本のキャパシティに合わせた対象を設定し、しっかりと診断・隔離・接触者追跡を行うことが重要です。しかし中国パねえっす・・・。（2020.12.13）
　（リンク記事：Yahoo! JAPAN ニュース" 新型コロナの「検査陽性率」はどのように解釈すれば良いか"）

▶最近経験した、自費での検査センターでの PCR 検査後の対応に問題のあった事例をご紹介します。ほとんどの検査センターでは適切に対応されていると思いますが。
　陽性だった場合は必ず医療機関を受診しましょう。また陰性の場合も感染が完全に否定できたわけではありません。（2020.12.19）
　（リンク記事：Yahoo! JAPAN ニュース" 安価な新型コロナ PCR 検査センターの課題　陽性だったが対応がとられず重症化した事例も"）

　また、新型コロナに感染し、回復した人から感染が広がることはないのかとの不安に対して、忽那氏は不要な PCR 検査を求めることに警告を発している。2021 年 1 月、「退院した人、療養解除になった人から感染が広がることはありません」。

▶ 未だに退院後に「治癒証明書」「PCR 検査陰性証明書」を求められるという方がいらっしゃいますので、新型コロナの感染性についてのエビデンスを整理しました。
　退院した人、療養解除になった人から感染が広がることはありませんので、不要証明書を求めるのはやめましょう。（2021.01.30）
　（リンク記事：Yahoo! JAPAN ニュース " 新型コロナから回復し退院・療養解除となった人から感染することはないのか？ "）

## 緊急事態宣言（3件）

　2021 年 1 月、第 2 回緊急事態宣言が発令された。当初の予定では 1 月 8 日から 2 月 7 日までの 1 ヶ月間のはずであった。忽那氏は 1 月 10 日、すぐに終わらせるよう個々人が努力すべきとツイート。しかし、このときの緊急事態宣言は 1 ヶ月では終わらず、3 月 21 日まで延長された。

▶ すでに「1 ヶ月で感染者減らすのはむりぽ」という雰囲気になっていますが、とりあえず「緊急事態宣言を 1 ヶ月で終わらせる」つもりで個々人がそれに向けて努力するべきだろうとは思います。私も早くお寺に行きたいです。（2021.01.10）
　（リンク記事：Yahoo! JAPAN ニュース "2 度目の緊急事態宣言に意味を持たせ、1 ヶ月で終わらせるためには "）

▶ 緊急事態宣言から 1 ヶ月が経ちましたので、現在の医療機関の状況について紹介しました。皆さんの努力のおかげで新規感染者数は大

きく減っています。あともう少しですッ！！（2021.02.06）

▶本日で緊急事態宣言が解除となりますが、現在の状況と1回目の宣言解除後と何が違うのかについて整理しました。
前回と違ってとりあえずの暫定的な目標（高齢者のワクチン接種完了）がありますので、解除後もそこまではお互い励まし合いながらなんとか頑張っていきましょう！（2021.03.21）

## 3密（3件）

2020年12月1日、「現代用語の基礎知識選　2020ユーキャン新語・流行語大賞」のトップテンが発表され、年間大賞に「3密」が選ばれた。その日、忽那氏は、名付け親は密かに自分だと思っていたが、違ったようだとツイート。

▶3密が流行語大賞を取りましたが「『3つの密』を初めて『3密』と言い換えたのはくつ王説」をご存知でしょうか。誰でも思いつきそうなので起源は主張していませんでしたがこれを検証した論文がありました。私より3日早く「3密」とツイートした方がいらっしゃったそうです涙。（2020.12.01）
（田中重人　”「3密」概念の誕生と変遷：日本のCOVID-19対策とコミュニケーションの問題”東北大学文学研究科研究年報　第70号の一部を添付）

## ソーシャルディスタンス（1件）

顔の大きさを冗談にした発言があるのみ。

▶森田先生、ありがとうございます！顔のデカさもソーシャルディスタンスを保ちます！（2020.08.21.）

**その他のキーワード**

「8割」は1件ヒットしたが、「人と人との接触8割削減」とは関わりのない文脈であった。「オリンピック」、「ゼロコロナ」、「ロックダウン」を含む投稿はない。

# 岩田健太郎
## （Twitter 投稿等）

## 人物

　岩田氏は 神戸大学大学院医学研究科教授。2020 年 2 月 18 日、横浜港に停泊中のクルーズ客船ダイヤモンド・プリンセスに乗船し、船内での新型コロナウイルス感染症の対応で、日本国政府を批判する動画を YouTube に投稿した。同月 20 日に当該動画は削除されるが、国内外のメディアによる日本政府批判を招く。

　コロナ禍において岩田氏は多数の著作を出版している。

2020 年

　4 月『新型コロナウイルスの真実』ベスト新書

　6 月『新型コロナウイルスとの戦い方はサッカーが教えてくれる』エクスナレッジ

　6 月『サッカーと感染症 With コロナ時代のサッカー行動マニュアル』カンゼン（フットボール批評編集部 / 編集）

　9 月『コロナと生きる』朝日新聞出版（内田樹との共著）

　10 月『丁寧に考える新型コロナ』光文社新書

　12 月『僕が「PCR」原理主義に反対する理由　幻想と欲望のコロナウイルス』インターナショナル新書

2021 年

　1 月『考えることは力になる　ポストコロナを生きるこれからの医療者の思考法』照林社

2022 年

　3 月『抗菌薬の考え方，使い方 ver.5 コロナの時代の差異』中外医学社

　3 月『熱、靜い、ダイヤモンド』メディカルサイエンスインター

ナショナル（ポール・ファーマー著、岩田健太郎訳。西アフリカのエボラウイルス病流行と、その対策をテーマにした本。原書 Fevers, Feuds, and Diamonds: Ebora and the Ravages of History は 2020 年刊）

## 岩田健太郎 Twitter 投稿とその傾向（概要）

　岩田氏はコロナ関連の発信を、Twitter・Facebook を主な媒体として行ってきた。本調査では投稿量の多い Twitter に焦点を当て、対象期間の全投稿を記録。本書では、その一部を紹介する。

　アカウント名は「岩田健太郎 K Iwata」。フォロワー数は 19.2 万人（2023 年 11 月現在）。

　岩田氏の対象期間における Twitter への全投稿件数は、本書調査対象者の中でも木下喬弘氏について多く、全 23193 件に達した。2020 年 2 月、クルーズ船ダイヤモンド・プリンセス号のコロナ感染騒動の際に、月 1205 件という、とりわけ突出した投稿数に達したほか、どの月も 3 桁をはじき出すツイッターのヘビーユーザーである。

　マスクと PCR に関して、懐疑的な発言が目立つ。

岩田氏の月別投稿数

| 年 | 月 | 投稿数 |   | 年 | 月 | 投稿数 |   | 年 | 月 | 投稿数 |   | 年 | 月 | 投稿数 |
|---|---|---|---|---|---|---|---|---|---|---|---|---|---|---|
| 2020 | 1 | 326 |   | 2021 | 1 | 729 |   | 2022 | 1 | 624 |   | 2023 | 1 | 519 |
|  | 2 | 1205 |   |  | 2 | 674 |   |  | 2 | 618 |   |  | 2 | 509 |
|  | 3 | 940 |   |  | 3 | 469 |   |  | 3 | 374 |   |  | 3 | 775 |
|  | 4 | 796 |   |  | 4 | 310 |   |  | 4 | 372 |   |  | 4 | 606 |
|  | 5 | 742 |   |  | 5 | 116 |   |  | 5 | 442 |   |  | 5 | 105 |
|  | 6 | 667 |   |  | 6 | 391 |   |  | 6 | 483 |   |  |  |  |
|  | 7 | 538 |   |  | 7 | 492 |   |  | 7 | 530 |   |  |  |  |
|  | 8 | 371 |   |  | 8 | 729 |   |  | 8 | 735 |   |  |  |  |
|  | 9 | 442 |   |  | 9 | 371 |   |  | 9 | 782 |   |  |  |  |
|  | 10 | 767 |   |  | 10 | 318 |   |  | 10 | 483 |   |  |  |  |
|  | 11 | 567 |   |  | 11 | 362 |   |  | 11 | 852 |   |  |  |  |
|  | 12 | 589 |   |  | 12 | 395 |   |  | 12 | 741 |   |  |  |  |

| 年 | 月 | 投稿数 |
|---|---|---|
| 2019 | 12 | 337 |

| 全投稿数 | 23193 |
|---|---|

## キーワード別発言

| 位 | 共通キーワード | 件数 |
|---|---|---|
| 1 | ワクチン | 670 |
| 2 | マスク | 423 |
| 3 | PCR | 284 |
| 4 | オリンピック | 242 |
| 5 | ロックダウン | 87 |
| 6 | 緊急事態宣言 | 73 |
| 7 | Go To | 69 |
| 8 | 自粛 | 58 |
| 9 | 2類/5類 | 47 |
| 10 | ゼロコロナ | 29 |
| 11 | 3密 | 22 |
| 12 | ソーシャルディスタンス | 21 |
| 13 | 8割 | 20 |

| 個人キーワード | 件数 |
|---|---|
| ダイヤモンド・プリンセス | 24 |

### ワクチン（670件）

　2020年10月、コロナワクチンに対する疑念を表明。しかし、翌2021年より1月、「ワクチンは効きます」、2月、「ワクチンは有効」とし、5月、「効かない変異株」を引用ツイート、6月、「ワクチン接種後の感染も確認されています」など投稿。とはいえ、9月、「ワクチンの功績は大きい」とも。10〜12月には副作用について「あっても短期的」、「COVIDのリスク」のほうが怖いと投稿。いずれも「ワクチンを打つのが怖い」とするコメントへの返信。

　2022年2月には、「マスクもワクチンも個人の多様性や自己決定権、人権守るという覚悟が制度設計者に必要」とする。

▶コロナワクチン迅速接種へ法改正　原則無料、努力義務も：東京新聞 TOKYO Web 三相試験まででは有効性安全性十分吟味できないけど義務なんて課して大丈夫かな。また同じしくじりの可能性が、、、（2020.10.29）

▶これは昔「インフルワクチンは効かない」の根拠に使われた古い屁理屈。が、臨床試験が全て払拭。インフルのワクチンは効く。そしてコロナのワクチンも効きます、デマ御用心（2021.01.18）
（引用ツイート。冒頭「これ」とは「呼吸器感染症にワクチンを筋肉注射して、効く訳がない」との説。）

▶臨床ワクチン学の常識を活用するの大事。ただし、COVID が「これまでの常識」に当てはまらないこともしばしば。いずれにしてもワクチンは有効と考えるべし。（2021.02.22）

▶ワクチン効かない変異株リスト。（2021.05.25）（2023 年 12 月現在引用先は白紙）

▶ウイルスが蔓延している現在飲み会はアウトです。ワクチン接種後の感染も確認されています。（2021.06.02）
（返信ツイートだが、元の他者コメントは削除されている）

　2021 年 6 月 2 日投稿は、「ワクチン接種にご協力いただくのはありがたいのですが、集団での飲み会はどうか」との自己ツイートから続く一連のスレッドの一部である。返信先コメントは 2023 年 11 月現在、削除されていて見られないが、岩田氏の該当投稿に対しては「貴方もう医者ではないね　辞められた方が世のためです」「一生何かに怯えて暮らすなんて、岩田さんの人生つまらなさそうですね。」「色々使って拡散しといたよ　ワクチン意味無いってー。」など激怒コメント多数。

▶ワクチンの功績はとても大きい。
ワクチン接種で 7 ～ 8 月、「高齢者 10 万人以上の感染」を抑制…
厚労省試算（読売新聞オンライン）（2021.09.09）

▶コロナで倒れたら、もっとお子さん困りますよ。ワクチンの副作用はあっても短期的なものがほとんどです。（2021.10.05）

（ワクチンに懐疑的で、職場で自分だけ打っていない状況に耐えられず打つことにしたが、不安だ、という親に対する返信投稿）

▶**岩田**　なぜ小児でコロナワクチンを打つ価値があるのか。（後略）（2021.12.21）

|

**H氏**　（前略）ワクチンの副反応で苦しんでいる日本の子どももいる様ですが、どの様にお考えでしょうか？（2021.12.21）

|

**岩田**　まず基本的なこと。分子だけ見ていても実態は分かりません。あと前後関係と因果関係の峻別も大事です。ここがスタート地点だと思ってください。ワクチンの副作用に苦しむ人は老若男女、古今東西問わず一定数います。そこは論点ではありません。COVIDのリスクとのバランスで後者のほうが怖いリスクです（2021.12.21）

▶多様な社会を目指しながら、多様性ガン無視な現状に合わせて制度設計すれば、そりゃ多様性など消し飛ぶよ。マスクもワクチンも個人の多様性や自己決定権、人権守るという覚悟が制度設計者に必要。そこで妥協したら同調圧力を黙認するわけで。（2022.02.15）

**マスク（423件）**

　キーワード中で、「マスク」は2番目に頻出。「飛沫感染一般についていえばマスクの予防効果はほぼない」「無意味」「呼吸器症状ない人はマスク不要」など、マスクの効果には否定的に見える。しかし、「マスク否定派ではない」とも。

▶すくなくとも飛沫感染一般についていえばマスクの予防効果はほぼないと思います（セッティングによる例外はありますが一般社会では）。

喉の保湿についてはノーコメントです。（2019.12.26）

▶咳とか呼吸器症状ない人はマスク不要です。ぼくも通勤電車でマスク
　してません。特別なことは必要ありません。（2020.02.03）

▶布マスクはほぼ無意味と思っています。お守り効果的意味はあるので
　手作りされたりする分にはいいですが、国が何十、何百億かけてやる
　のは愚かすぎます。（2020.04.03）

▶何度も繰り返してますが、ぼくはマスク派でも反マスク派でもありませ
　ん。ですが、マスクは議論の中心ではなく、サブです。「効果が期待
　できる」とは、「効果があるかはわからない」に近いニュアンスです。
　WHO も CDC もそのくらいで使っています。マスク＜＜＜＜＜＜＜＜
　距離＜＜＜＜＜＜自宅いる、です。（2020.04.16）

▶はい、だからマスク否定派とかではありません。あと、丁寧にお読み
　いただければ、「感染拡大を防止する効果」を目指すマスクも今とな
　ってはほとんど無意味だと申し上げています。効果の有無に関わら
　ず。（2020.06.25）

▶カラオケボックスは換気はよくてもエアロゾルよりも重要なのは飛沫で
　す。マスクなしだとやはり感染リスクはある。カラオケ行くなら、一人
　か家族だけ、がおすすめ。マスクして距離をとる、というのは理論的
　にはありだけどノリノリになるのがカラオケのよいとこなので、ルール守
　れない可能性高い（2021.01.24）

▶先に述べたように、外でスポーツするぶんにはマスクは要りません。
　コロナが減ってしまえば、やはりマスクは要りません。現在の日本、
　あるいは世界の多くではマスクで救われる社会や命が多いので相対
　的にマスクはより有用です。マスクはそういう意味では動的概念です。

（2022.02.07）

▶ぼくは2020年2月の段階で「マスクは不要」と申し上げていました。流行していないコロナにマスクをしても仕方がないから。ジョギングするときはマスクは不要とも言いましたし今でもぼく自身ジョギングのときはマスクしません。こういうのは記憶から意識的無意識的に外され「煽った」話だけが残るのです（2022.09.14）

## PCR（284件）
「検査は万能ではない」としてPCRを当てにしすぎる状況に対して批判的。

▶PCRの感度は30-50%。陰性だからと家に帰されて家族内感染も。だから無症状な人に検査して間違った安心感を与えてはいけない。健康監視が大事。検査は万能ではない、臨床医学のいろは。（2020.02.09）

▶この辺のアナログな事前確率概念を損なうと必要なPCRができなくなりクラスターを見逃してしまう。クラスターを見逃さないのが大事なのだ。この概念は全国自治体でちゃんとは共有できていないし厚労省も専門家委員会も適切なメッセージが出せていない。（2020.03.15）

▶PCRを徹底すること。かつ、PCRを当てにしすぎないこと。肺炎であればコロナと考える、隔離する。PCRの結果は待たない。PCR陰性でも事前確率が高ければ隔離を解除しない、という断固とした態度が必要です。行政は尻に火がついているという危機的空気を共有していただきたい。（2020.03.17）

▶政府は無症状者は自宅で、と言っていますし、2週間の観察期間を置くからです。空港でPCR陽性になると症状ない人が病院での入院

を強いられます。無駄です。（2020.04.05）

▶ 無意味なPCRは無意味なPCR、京都府立医大と京大が出した「無症状でもPCR」は古き悪しきとりあえず検査な間違ったやり方です。「水際対策」にはなりません。院内感染対策は判断が前提で、検査はサブです（PCRするというオプションはありますが）。（2020.04.17）

▶ 病院の患者全てにPCRを行う方法は戦略性が高くないと思う。ただ、亡くなった方全てにPCRを行う価値は、今の日本においては高い。（2020.05.09）

▶ 事前確率がものすごく高い濃厚接触者や超流行期には「なんでもPCR」は有効かもしれませんが、現在の日本のほとんどの地域はそういう状態にないので、リソースの無駄遣いと二次感染リスクが増えるだけです。（2020.05.10）

▶「現状把握のための」PCRは下策。そもそも「現状把握」は目的ではない。変異株もモニタリングしかしてなかったので広げるに任せてしまった。感染症法のほとんどの項目も「観察するけど対策しない」だから、同じ根拠でダメ。感染対策の考え方は根底からやりなおさないといけない。現状把握した先が大事（2021.09.29）

## オリンピック（242件）

「オリンピック」に関しては、開催すべきではないという意見。

▶ 2020年夏に東京オリンピックを開催すべきでない理由（2020.03.19）（同タイトルの岩田氏自身のブログ記事をリンク）

▶ コロナに打ち勝った証としてオリンピックをやりたい、という気持ちはと

ても良く分かる。だから、コロナに打ち勝ってからオリンピックを開催すべきだ。（2021.01.31）

▶某メディア（海外）から、「今やるべき最適の選択肢はなにか」と問われました。最適解はオリンピック・パラリンピックの延期だと申し上げました。目指すべきゴールが不明確だった去年よりも延期のメリットは大きいです。それは、安倍前首相がご指摘になったとおりです。ワクチンができたからです。（2021.06.04）

▶オリンピックが開催されてしまえば、政府はオリンピック期間中に何が起きても、「感動」ですべてを上書きできると考えている。そのような思惑は、けして実現されるべきではない　　東京五輪の「国際公約化」は日本政府の自作自演（2021.06.23）

▶逆です。オリンピックが、開催中に感染対策が脆弱化することを証明しました。その結果が現在の体たらく。不作為の問題。パラリンピックは中止すべきです。気の毒ですが。
IPC 会長単独取材「感染状況悪化しても大会は安全に開催できる」
（TBS 系（JNN））（2021.08.19）

## ロックダウン（87件）

　ロックダウンと緊急事態は本来違うものなので、本プロジェクトでは別キーワードとして抽出しているが、岩田氏は同じようなものと捉えているように思われる。「ロックダウンすべき」との意見が、はっきりしている。

▶いろんな方からロックダウンにはこんな困難、あんな困難があって、、、というご意見を聞きます。ではロックダウンなしで本問題を克服する秘策があるでしょうか。あるならぜひ知りたい。繰り返しますがこれは消去法的議論なのです。（2020.04.03）

▶東京都は「ロックダウン」を決断すべきです。今日です。現状の患者の増え方は一意的でこれまでの患者選択、検査、コンタクトトレーシングでは抑え込めません。つまり現状維持では状況は悪くなる一方で、別の方針に転換する、プランＢに移行する必要があります。（2020.04.03）

　　｜　（中略）

そしてロックダウンをする、と決めるならば未来に先送りするより今すぐやったほうが絶対効果は高い。このように、論理的に消去法を用いた場合、今すぐ東京都ロックダウンが最適解なのです。繰り返しますが、ベターな方法があれば教えて下さい。「今耐えているから」は全然論理的な言及ではありません（2020.04.03）

　さらに、「東京都は「ロックダウン」を決断すべき」（2020.04.03）についたコメントに「経過を見続けて患者数が増え続けるのを傍観するのは悪手です。百歩譲ってぼくの見立てが間違っていて今後患者が減ればロックダウンを解除すればよいのです」（2020.04.03）と返信。

　4月14日には自身のブログ記事「緊急事態宣言はロックダウンではない、は詭弁」をリンクして投稿。

---

国際的にもロックダウンに一律の定義はない。各国でロックダウンのあり方は違うし、同じ国でもロックダウンのあり方は変化し続ける。今朝のBBCによると、スペインやイタリアはロックダウンを緩めるそうだ。感染拡大がスローダウンしているからだ。一方、フランスは更に厳しいロックダウンに逆戻りしている。ロックダウンは動的概念だ。

繰り返すがロックダウンは「概念」であり、硬直的なものではない。「緊急事態宣言はロックダウンではない」が詭弁なのもそのためだ。（岩田氏のブログ記事 2020.04.14）

▶そうです。当時、あるいはそれ以前からぼくは「期間を短期にして
厳しいロックダウン」を主張していました。あと地域限定も。長期に
ダラダラやるよりもそのほうが経済的痛みも小さいとも考えています。
ご指摘の通りどっちのシナリオのほうがよいのかは検証が必要です。
（2020.05.24）

▶病院のキャパの確保や増加は感染防止の役には立たない（院内感
染除く）。軽症者の増加を許容すれば、それは必ず重症者の発生を
導く。これがCOVID-19の正体。ロックダウンは副作用が大きく回避
したい。だからこそロックダウン以外のオプションがない状態、こそ回
避せねばならない。感染数減少こそ大事（2020.07.10）

　2021年1月、「法的にロックダウン（外出禁止令）はできない」
との意見に対する反論。また8月には、ロックダウン派か反ロック
ダウン派かの自身の考えについて、「ロングシュート」にたとえな
がら、ケース・バイ・ケースであると語る。

▶すでに拙著で解説したので繰り返しませんが、ロックダウンの字義通
りの実践はできます。事実、第一波のときは日本は事実上のロックダ
ウンはまあまあできてました。でも、ご理解いただけない理由も理解
しています。（2021.01.17）

▶ちなみにぼくはロックダウン派でも反ロックダウン派でもありません。ロ
ックダウンはあくまでもツール。ロングシュートみたいなものです。「あ
なたはロングシュート派ですか？」とか聞かれたら、はあ？でしょ。ロ
ックダウンはパワフルで、しかし副作用が大きなツール。大事なのは
使う状況とタイミング。（2021.08.14）

## 緊急事態宣言 (73件)

　2020年4月、「緊急事態宣言出てるなかで学校続けるのはバランス悪すぎ」。5月、「緊急事態宣言自体は本当はもっと前にやっておけばよかったと当時も申し上げましたし今も思ってます」。11月、「広く、緩く、長くは経済・精神ダメージ大きい」。2021年3月、「伸ばせば伸ばすほど効果が減るのが緊急事態宣言」、8月、「事後的に緊急事態宣言、という後手後手を繰り返しています。本当に戦略性がない」。

▶学校の休校のインパクトは他の施策とのバランスによる。ディフェンダーが一人だけ下がっててもオフサイド取り損なうだけ。緊急事態宣言出てるなかで学校続けるのはバランス悪すぎ。患者もいないのに学校休むのもやはりバランスが悪い。（2020.04.08）

▶緊急事態宣言の効果がようやく出てきて、現在日本獣〔中〕で感染者が減りつつあります（北海道も減ってきたかな）。事前確率がどんどん下がっているわけで、病歴症状で疑わない方にPCRをやるメリットも相応して下がっていきます。医療者、術前、入院前、、、検査をやるときはメリットデメリットを良く考えて（2020.05.10）

編集者注：〔　〕は補足。

▶**岩田**　日本が第一波をかなりうまく乗り切ろうとしているのだけど、最大の功労者の一人は西浦博先生だよ。それは絶対に間違いない（2020.05.20）

　　　　｜

**H氏**　緊急事態宣言以前に発症日ベースで感染ピークであったと西浦先生もお認めですし、スタッフの方も書かれていますが、それでも最大の功労者だとおっしゃる理由は何なのでしょうか？（2020.05.20）

　　　　｜　（中略）

**岩田**　どなたかが書いていますが3月時点でピークが下がっていたこ

とと緊急事態宣言あるいは西浦宣言の効果が「なかった」かの議論は別物です。個人的には緊急事態宣言が必須だったのは東京プラス数カ所でした。全国のカーブだとちょっと解釈が異なります。他の地域での「自粛」は必須でなかったとは思います（2020.05.21）

▶ちなみに、緊急事態宣言自体は本当はもっと前にやっておけばよかったと当時も申し上げましたし今も思ってます。エリアは「少なくとも東京」という当時の意見も変わりません。解除についてはいろんな考え方があると思います。これは医学よりも経済マターの比率が大きくなるのでコメントできません。（2020.05.22）

▶コロナ対策は比較的シンプルで、あとはやるかやらないかです。増えてるときは、締める。減ったら緩めるが基本。今は締めるとき。基本は狭く、強く、短く。緊急事態宣言のときのように広く、緩く、長くは経済・精神ダメージ大きい。忘年会新年会、初詣、帰省がポイント。自助に頼るフェーズではない。（2020.11.13）

▶ただ、ボク個人も緊急事態宣言はできるだけ短期的に終了してほしかった。そのためにも感染者をちゃんと減らせるような効果的な施策がとれてなかったことは残念に思っています。一番残念だったのは外科医に首相がアドバイス求めたことですね。僕に執刀させるくらい愚かなことでした。（2021.02.02）

編集者注：「外科医」とは大木隆生氏のこと（218頁以降参照）。大木氏は前年、「コロナ禍にあって医療体制を強化することが重要であって、社会経済活動をほぼ通常通りに」との提言を安倍首相に行っていた。2021年1月には菅義偉首相とも会談しているので、それを踏まえた発言。

▶緊急事態宣言の「20時以降外出自粛」という謎ルールに迷惑している。（2021.02.05）

▶緊急事態宣言の解除伸ばしたいという気持ちはわかる。が、伸ばせば伸ばすほど効果が減るのが緊急事態宣言。長期的視野で考えると、得策ではないと思う。まあそれを言うなら、そもそも入り方が悪かったのだが後の祭り。（2021.03.03）

▶こうしてどんどん面的に広がり、そこで数が増えてもうどうしようもなくなって事後的に緊急事態宣言、という後手後手を繰り返しています。本当に戦略性がない。（2021.08.24）

## Go To （69件）

　Go To キャンペーンに関しては、全否定はしないが、やり方やタイミングがまずかったとの見解。

▶GOTO そのものは全否定しませんが関東内外の移動は最小限に（2020.07.14）

▶GOTO かどうかは本質ではなく、感染リスクを伴う移動が問題です。（2020.10.25）

▶経済賦活〔復活?〕策があるのはいい。が、いかんせん、データの分析が甘すぎる。GOTO で感染は広がらない、みたいなナイーブな議論をするから失敗する。全国一律、もまずかった。特に流行地では感染対策しつつ直接経済支援のほうがより合理的だった。（2020.11.21）

編集者注：〔　〕は補足。

▶今朝竹中さんが「Go To はやっても止めても文句言われる」とおっしゃっていましたがそれは間違いです。正しいタイミングで始めたり止めたりすればよいのです。どっちも間違ってましたが。（2020.12.18）

編集者注：「竹中さん」とは竹中平蔵のことか。

▶昨年の「緊急事態宣言」後は感染が多くの地域でゼロになり、COVID elimination が現実的に可能な時期でした。が、Go To キャンペーンで台無しになりました。(2021.02.08)

**自粛 (58 件)**

2020 年 3 ～ 4 月の段階では自粛必須との意見に対して距離をおく投稿をしているが、5 月以降、自粛を勧める投稿が目立つ。その姿勢を批判され、2022 年には、自粛を煽っているわけではないと弁明。

▶感染者の発生がいないのなら、必ずしも自粛は必須ではないと私は思います。(2020.03.03)

▶ぼくはそうは考えていません。刹那刹那の再生産数を低く抑え（続け）るにはいろんなことが必要で、自粛は大きな要素だった可能性が高いです。少なくとも「自粛は意味無し」という根拠は十分ではありません。(2020.05.22)
（「8 割減って効果なかったんだ」とのコメントへの返信）

▶コロナで自殺煽る人多いなあ。自粛で自殺は減りましたけどね。なぜ？　各地で「新型コロナ感染で自殺」のデマ　背景に感染者バッシングか - 毎日新聞 https://t.co/3q68b433Pr　(2020.07.29)

▶すでに繰り返し経験してるが高齢者などだけ自粛してもダメ。ほとんどの感染は若者が広げている。若者の感染を野放しにするとそれは必ず高齢者やリスクグループに波及する。なぜ同じ失敗を繰り返すのか。　小池知事「Go To 東京発着 高齢者など利用自粛を」菅首相と合意（2020.12.02）

▶ そのとおりですよ。「自粛しろ」なんて主張していません。トレード・オフの関係がありますよ、と申し上げているだけです。みなさん、文章読み飛ばしすぎ。あるいは「医療者はどうせ自粛を主張してるんだろ」という皆さんの決めつけが反映され過ぎなのです。（2022.08.25）

▶ 書いたものをお読みいただければ分かりますが、自粛を煽っているわけでも、自身、自粛しているわけでもありません。（2022.10.27）

## 2類／5類（47件）

　2類か5類かはどうでもよく、「問題は感染症法の不備、そのもの」としている。

▶ ありがとうございます。異論があるのは当然でしょうが、5類にしただけでは病床問題は解決しないですし、早期治療も実現しない、という一点だけは指摘しておきましょう。（2022.01.13）

▶ 繰り返しますが、そこはどうでも良いと思っています。2でも3でも4でも5でも（1はだめだけど）。どのみち、今も「2類相当」とか言っときながら全然2類対応じゃないし。5類にするな、と言っているのではなく、「そういう話じゃない」と申し上げているのです。感染症法全体のリフォームは必要。（2022.01.14）

▶ ぼくは（本当に）頭はよくないのですが、それはそれとして、2類5類問題は本質ではありません。本当の問題は感染症法の不備、そのものにあります。いつかどこかで理由は書いたので、興味があれば探してみてください。（2022.08.22）

## ゼロコロナ（29件）

　岩田氏は「ゼロコロナは正しい方向性」と明言している。

▶ゼロコロナは正しい方向性だと思います。PCRと隔離期間をちゃんと設ければ外国からの入国は必ずしも禁止しなくてもよいです。（2021.01.27）

▶残念ながらこの仮説は大間違いでした。コロナと共生は可能ですが、失うものが大きすぎます。ゼロコロナのほうがベターなシナリオと今は思います。（2021.02.09）

　　　　　　　　　　　編集者注：「この仮説」とは、かつての岩田氏の以下の発言。

---

絶対にやってはならないのはリスクの過大評価です。リスクを過大に評価しすぎると、やらなくてもいいことをやってしまう。実際、今もアジア人お断りといったリスクを過大評価することによる誤った対応が見受けられています。

感染症はもともと存在する差別感情を正当化する道具にされることもある。パニックと差別に相乗りしないことが重要です。

2009年の新型インフルエンザの流行がいつ収束したのか、覚えている人はいますか？覚えていなくても無理はありません。なぜなら、新型インフルエンザは収束することなく、現在も流行していますから。

みんなが騒ぐのをやめただけです。当時は非常に大きな問題となりましたが、現在は新型インフルエンザと一緒に生きている。感染の拡大をする中で新型コロナウイルスの流行も日常になるというシナリオもあり得なくはありません。

（BuzzFeed News " 新型コロナウイルス、メディアは危険性を強調しすぎ？　専門家「日本の感染拡大予防策はおおむね成功」新型コロナウイルスについて神戸大学教授で感染症の専門家、岩田

健太郎医師が報道機関・ジャーナリスト向けの勉強会で語ったこととは。")

## 3密（22件）

「3密」でなければ感染しないかのように言う向きに対して警告。

▶誠実さには感謝。が、そういう細かいとこはポイントではない。過去の事例は未来の一般解を提供しない。3密が大事、は正しいが3密さえやっときゃいい、は間違い。（2020.04.06）

（「新型コロナクラスター対策専門家」による計算間違いの訂正ツイートに対して）

▶もう三密言うのはやめて。距離。そして在宅。（2020.04.10）

▶リスクはゼロかイチか、ではなく「どのくらいあるか」で論じなければなりません。屋外、あるいは準屋外のフットサルコートでの感染リスクは概ね小さいです。が、最近専門家でも「三密でなければ感染はない」という間違ったメッセージを送るむきもあります。それは間違いです。（2020.11.09）

## ソーシャルディスタンス（21件）

マスクより距離が大事とのスタンス。

▶**TM氏** 2メートルのソーシャルディスタンスは、マスクをする人がほとんどいない欧米での話（中略）マスクをしない前提の話（2020.05.24）

**岩田** これは逆だと考えます。ソーシャルディスタンスが不可能な状況下でのみ、マスクが推奨されます（少なくとも米国CDCはそうですね）。マスクの着用がソーシャルディスタンスを不要の根拠とできる

データはまだ存じません。（2020.05.25）

▶**E 氏**　マスクをしても感染を防ぐ効果はない（そういうエビデンスはない）からマスクは不要だとおっしゃってたじゃないですか。歴史修正してはる？（2022.03.03）
　　　　｜

**岩田**　他の感染症について市中ではマスクが感染予防に寄与しないというエビデンスはあります。しかし、病院内では同じことは起きない（ことも多い）ので、セッティング（や病原体）依存性があります。ちなみに僕は 20 年以前市中ではマスクせず診療時はマスクしていました。一例（2022.03.03）
　（リンク論文：National Library of Medicine "Nonpharmaceutical Measures for Pandemic Influenza in Nonhealthcare Settings—Personal Protective and Environmental Measures"）
　　　｜　（連続ツイート）
**岩田**　しかし患者数が圧倒的に増えてしまった時点で上記の前提は崩れました。本来はソーシャルディスタンスなどのほうが強力なのですがそれも遵守できなかったのです。もっとも、マスク（特にユニバーサル）の効果がぼく（ら）の予想以上だったのもまた事実です。（2022.03.03）
　（リンク論文：THE LANCET "Physical distancing, face masks, and eye protection to prevent person-to-person transmission of SARS-CoV-2 and COVID-19: a systematic review and meta-analysis"）


## 8 割 (20 件)
　第 1 回緊急事態宣言が出された翌日の投稿で、「8 割」を「数字を伴う形、時期を伴う形でアウトカムが示された」と評価。

▶実は昨夜の記者会見は日本感染症対策史上歴史に残る瞬間でし

た。史上初めて「8割の移動を減らし、2週間で患者を減らす」というアウトカムに言及したのです。（2020.04.08）

｜　（中略　連続ツイート）

これが初めて数字を伴う形、時期を伴う形でアウトカムが示された。歴史的金字塔と言っても過言ではありません。願わくば望む結果が得られんことを。また万が一結果が得られなくてもそれはそれで大きな前進です。うまくいかない事例と真正面から向き合ってこそ「ベターなプランB」は生まれうるのだから（2020.04.08）

## 岩田個人キーワード　ダイヤモンド・プリンセス（ダイヤモンドプリンセス）(24件)

　ダイヤモンド・プリンセスとはイギリス船籍のクルーズ客船。「初春の東南アジア大航海16日間」と称するツアーにて、2020年1月20日、横浜を出港後、東南アジア、台湾をめぐり、2月1日、那覇を出港後、香港政府から男性乗客について、新型コロナウイルス感染症の要請結果が確認されたと伝達される。2月3日、横浜港へ入港し、横浜港で検疫体制が敷かれるが、政府の対応、乗客の扱いなどに批判が集まった。（参考：一般財団法人アジア・パシフィック・イニシアティブ『新型コロナ対応民間臨時調査回　調査・検証報告書』ディスカヴァートゥエンティワン、2020年）

　岩田氏は、このダイヤモンド・プリンセスに乗船し、「追い出された」ため、政府の対応を非難する投稿が多い。

▶「ダイヤモンド・プリンセス号船内で感染が急拡大したように、満員電車による通勤や通学が常態化している日本では、新型コロナウイルスが一気に拡がる怖れもあるだろう」ここに論理の飛躍がある。（2020.02.10）

　（リンク記事：Forbes JAPAN "ただ閉じ込めればいいのか。新型コロナウイルスの合理的な感染防止方法とは"）

▶こちらを固定　ダイヤモンド・プリンセスは COVID-19 製造機。なぜ船に入って一日で追い出されたのか。追い出されたのか。 https://youtu.be/W3X3RSmf7ds @YouTube さんから（2020.02.19）（リンク動画は閲覧不可）

▶満員電車で防護服を着てはいけません。防護服はウイルスがいるぞ、というところで着るのです。そして、いないだろう、というところで着てはいけない。ダイヤモンド・プリンセスの失敗はこの概念が足りなかったためです。（2020.03.02）

▶**岩田**　中継もしたので、この形で J 再開できないものか。（後略）（2020.03.22）

編集者注：J とはサッカー J リーグのこと。

|

**S 氏**　エボラよりも怖いんじゃなかったでした？
エボラが蔓延してたら絶対開催出来ませんよね
自分の都合にあわせて過大な警告したり過小評価したりはブレブレです（2020.03.22）

|

**岩田**　エボラより怖いじゃなくて、エボラ対策してたアフリカよりも日本のダイヤモンド・プリンセスの感染対策が怖かった、です。（2020.03.22）

▶満席のプロ野球でコロナ対策実験　来月、ハマスタの試合：朝日新聞デジタル　同意書どうするの？（2020.10.15）
（リンク記事：朝日新聞デジタル " 満席のプロ野球でコロナ対策実験　来月、ハマスタの試合 "
　|　（中略　連続ツイート）
ダイヤモンド・プリンセスの前科があるので、試合後 1 週間とかで発症しても知らん顔する可能性もあります。スタジアムの外の事象には

ノータッチ。DP では下船したあとの発症は「なかったこと」にされましたからね。（2020.10.15）

▶ （前略）日本の保健所は「何が起きたか」を調査するというより、「どこにプロトコルバイオレーションがあったか」を点検することが多いように思うからだ。つまりは、「真実」を追求するのではなく「形式」を（2021.01.23）
　　　｜　（連続ツイート）
追求するのであり、もっと言うならば「お上の言うことにちゃんと従っているか」という忠誠心をチェックしているのである。ダイヤモンド・プリンセスでも例えば検疫所が紙を使って乗客情報を得ているので「その紙が感染のリスクになりますよ」とご指摘したのだが決まったプロトコルにケチをつけるのは（2021.01.23）
　　　｜　（連続ツイート）
「おかみに不遜」というわけでこういうことをするとお追い出される。乗客の安全よりも忠誠心のほうが大事なのだ。真実よりも形式重視。これは保健所だけではなく病院の医療安全でもよく見られる。（後略）
（2021.01.23）

▶ ダイヤモンド・プリンセスのころからそうだけど、感染研の発表は疫学的解析がきちんとなされていない。ただ記述してるだけ。専門家が入ってないの？（2021.03.17）

▶ ダイヤモンド・プリンセスのときもそうだったけど情報開示をしてほしくないのならその旨事前に相談して同意書ちゃんと用意すべきなんだよ。手前勝手な理屈で事後的に「そういうの出されると迷惑」と行政が言うのは手前勝手な理屈だ。「おかみに楯突くな」的日本社会の産物で国際的には通用しないよ。（2021.03.19）

▶ 考えてみれば、ゾーニングの概念理解の失敗はダイヤモンド・プリン

セスの感染対策のときに僕が指摘したことだ。あのときも官僚は「（それなりに）適切にやっていた」と嘯いた。家財道具を持っていかれるのを「適切に」見ていた、というわけだ。失敗を失敗と認識できない。（2021.06.25）

▶コロナ陰性確認はダイヤモンド・プリンセスで僕がやめたほうが良いと提案してて（で、追い出された）、とにかく厚労省は大好きなのだけど役に立った試しはなく、現場は大迷惑。もうやめて。失敗するのは仕方ないけど、同じ失敗を同じ発想で繰り返さないで。（2022.01.12）

▶去年の解析データや文書を保管してないとか、研究所としてありえない。実はダイヤモンド・プリンセスのときの診療データも欠落がたくさんあって、請求したけど無回答だった。国と利益相反強い組織の組織的問題。（2022.01.14）

# 木下喬弘
たかひろ
（Twitter 投稿）

## 人物

　木下氏は大阪の救命センターを中心に 9 年間の臨床経験を経て、2019 年にフルブライト留学生としてハーバード公衆衛生大学院に入学。2020 年度ハーバード公衆衛生大学院卒業賞 "Gareth M. Green Award" を受賞。卒業後は米国で臨床研究に従事する傍ら、HPV ワクチンの接種率低下を克服する「みんパピ！みんなで知ろう HPV プロジェクト」や、新型コロナウイルスワクチンについて情報を発信するプロジェクト「CoV-Navi（こびナビ）」を設立。公衆衛生やワクチン接種に関わる様々な活動に取り組んでいる。

　（Medical Note 医師・病院と患者をつなぐ医療検索サイトより）

　コロナ関連著書に『みんなで知ろう！　新型コロナワクチンとHPV ワクチンの大切な話』（ワニブックス、2021 年 11 月）がある。

　本来、HPV ワクチン（子宮頸がんなどの予防ワクチン）の啓発活動で知られていたが、コロナ禍においてワクチンについての発信で有名になった。河野太郎ワクチン担当大臣に影響を与えた人物。

## 木下喬弘 Twitter 投稿とその傾向（概要）

　木下氏はコロナ関連の発信を、Twitter・Instagram を主な媒体として行ってきた。本調査では投稿数の多い Twitter に焦点を当て、対象期間の全投稿を記録。本書では、その一部を紹介する。

　アカウント名は「手を洗う救急医 Taka」。フォロワー数は 14.7 万人（2023 年 11 月現在）対象期間における Twitter への全投稿件数は 31827 件（リツイートは除く）。本書の調査対象者の中で最も多い。

月別に見ると、2019年12月から2020年7月まで、および2022年1月は4ケタ投稿。コロナに関する発信が多いが、時事全般について幅広くツイートしている。

**木下氏の月別投稿数**

| 年 | 月 | 投稿数 | 年 | 月 | 投稿数 | 年 | 月 | 投稿数 | 年 | 月 | 投稿数 |
|---|---|---|---|---|---|---|---|---|---|---|---|
| | 1 | **1502** | | 1 | 735 | | 1 | 1072 | | 1 | 402 |
| | 2 | **1516** | | 2 | 395 | | 2 | 518 | | 2 | 204 |
| | 3 | **1667** | | 3 | 842 | | 3 | 470 | 2023 | 3 | 385 |
| | 4 | 1252 | | 4 | 772 | | 4 | 620 | | 4 | 385 |
| | 5 | 1554 | | 5 | 765 | | 5 | 700 | | 5 | 99 |
| 2020 | 6 | 1236 | 2021 | 6 | 690 | 2022 | 6 | 861 | | | |
| | 7 | 1156 | | 7 | 782 | | 7 | 439 | | | |
| | 8 | 500 | | 8 | 789 | | 8 | 578 | | | |
| | 9 | 575 | | 9 | 718 | | 9 | 574 | | | |
| | 10 | 624 | | 10 | 635 | | 10 | 607 | | | |
| | 11 | 554 | | 11 | 572 | | 11 | 709 | | | |
| | 12 | 474 | | 12 | 765 | | 12 | 590 | | | |

| 年 | 月 | 投稿数 |
|---|---|---|
| 2019 | 12 | 1544 |

| 全投稿数 | 31827 |
|---|---|

　木下氏は頻繁にツイートの削除を行う。「いくつか行き過ぎた表現になっていたTweetを削除させていただきました」（2019.12.24）、「誤解を招いた方は誠に申し訳ありませんでした。当該ツイート削除します」（2021.08.29）と断りがある場合もあるが、コメントなく削除することもある。

　安倍晋三・元首相が銃撃を受けた日の「現職の総理を狙うならまだしもなぜ」とのツイート（2022.07.08）は削除し、後に謝罪。

▶なおこちらの発言は、いま元総理を狙った動機に対する疑問以上の意味はなく、現職であれば許されるという意図は全くありません。
不謹慎だと気づき数分で削除しましたが、スクショで拡散された結果多くの方の目に触れております。
改めて不快な思いをされた方に謝罪いたします。（2022.07.08）

　問題のツイートは削除されているのだが、7月8日投稿の謝罪投稿に「こちらの発言」として上記のツイートが示されている（2023年11月現在）。

　また、2021年6月15日、「ありがたいことに医療従事者枠で私も接種できました」と新型コロナワクチンを接種した際の木下氏の報告ツイートについた「あら、先生まだだったんですね」とのコメントに対して、「ずっと打ったフリしてました！笑」と返信。当該投稿は削除されているが、スクリーンショットを取っていた人がいるので見ることができる。

　相当の批判を浴びたらしく、かなり丁寧に謝罪文を書いている。

▶少し軽率なツイートをしてしまい、批判をいただいておりますので改めてご説明いたします。

私は米国では優先接種対象ではなく未接種で一時帰国しました。

日本でも診療には携わっておらず、優先接種ではなかったのですが、この度接種業務に携わることができ、同時に自身の接種機会をいただきました。

ワクチンについて情報提供をしていると「まず自分が接種してみせろ」とご意見いただくことが多いのですが、優先接種の枠をいただくことは不誠実であり、またその方法もありません。

不審に思われることのないようあえて明言はしておりませんでしたが、ようやく接種ができて公開したという経緯です。

なので、ワクチンを打ちたくなくて隠していたというわけではありません。

それは元のツイートの「ありがたいことに私も接種できました」という文面でもご理解いただけるかと思います。

一方で、誤解を招く表現があったことはお詫び申し上げます。

申し訳ありませんでした。（2021.06.15）

## キーワード別発言（Twitterのキーワードを検索）

| 位 | 共通キーワード | 件数 |
|---|---|---|
| 1 | ワクチン | 3528 |
| 2 | マスク | 456 |
| 3 | PCR | 199 |
| 4 | 緊急事態宣言 | 115 |
| 5 | 3密 | 93 |
| 6 | Go To | 87 |
| 7 | 自粛 | 84 |
| 8 | オリンピック | 69 |
| 9 | 2類/5類 | 36 |
| 10 | 8割 | 33 |
| 11 | ロックダウン | 33 |
| 12 | ゼロコロナ | 7 |
| 13 | ソーシャルディスタンス | 0 |

### ワクチン（3528件）

　「ワクチン」関連の投稿数は3528件と文字通りケタ違いに多いが、もともと木下氏はHPVワクチンの啓発活動を行っていたこともあって、コロナワクチンが開発される前の段階で「ワクチン」を含む投稿はほとんどHPVワクチンについてのツイートである。新型コロナワクチンについては2020年8月あたりから、だんだんと投稿が増えるが、その後もHPVワクチンについての投稿が多い。転換点は同年11月で「新型コロナウイルス感染症の話題に特化」すると宣言。以後コロナ関連の投稿が増えるが、HPVワクチンについてもかなりの頻度で発信されている。以下の引用はコロナウイルスのワクチンについての投稿より。

　ワクチン開発の目処がたっていない2020年4月の段階から、推奨している。

▶新型コロナウイルスの大流行の翌年に、ワクチンが開発されるとします。
　ワクチンのお蔭で感染者数は激減。
　以降は散発的な流行のみとなり、報道される機会も減ります。
　結果 40 年後にワクチンを打たない人が多く現れ、再度流行します。
　「愚かすぎる」と思った方、これが風疹で起きていることです。
　（2020.04.03）

　この頃、BCG を打った世代（あるいは国）は新型コロナにかか
らない、あるいは症状が軽いなどの「BCG 仮説」が出回ってい
た。これに対して「BCG 仮説について、非常に興味深い 2 本の論
文の解析結果が Twitter 上で共有されています」「これは非医療従
事者のみなさんが『BCG でコロナが防げる！』と思ってワクチン
を打ちに走らないために書いています」として連続 12 ツイートに
わたる長文投稿（2020.04.09）を行った。

▶どちらの研究者も手にし得るデータで真実に近づく努力をされてお
　り、私が言うのは大変恐縮ですが、素晴らしい研究だと思います。
　ただ、非医療従事者のみなさんの行動を変えるほど、ハッキリ何かが
　わかっているわけではない、というのは申し上げておくべきかと思いま
　した。
　長々と失礼いたしました。（2020.04.09）

▶ハーバード公衆衛生大学院主催のイベント ”When Public Health
　Means Business” 第 4 回。
　us の尾身先生的なポジションの Dr. Fauci がゲストでした。
　講演聞きながらメモを取った内容を共有します。
　なお、必ずしも網羅的ではないし、意訳も入ります。
　出典は下記。（2020.08.06）
　（リンク記事：Harvard University Health Services ”COVID-19
　Information”）

　上記ツイートの「メモ」の内容を 23 ツイートにわたって掲載。
「ワクチン」については日をまたいで、以下の投稿がある。

▶15. ワクチンを作っても打たない人がいるのでは？
　とても重要
　開発を急いでいるが安全性を犠牲にしているわけではない
　犠牲にしているのは、多大なお金
　無効だった場合、政府が無駄金を使う
　安全性は RCT でしっかり確認する
　現時点でどれがいいかわからないが、年末か年明けには結果が出る
　と思う（2020.08.07）
　　　　｜　（連続ツイート）
　16. 次のパンデミック？
　必ず来る
　今回は過去 120 年で最悪の流行
　まずはこの感染のことを忘れないこと
　次に向けて備えなければならない
　コロナウイルス属全般に対するワクチンが期待される
　ちょうどインフルエンザ全般に対するワクチンのように（2020.08.07）

▶PCR 検査で盛り上がってたそうですが、そもそも私は分科会メンバー
　でもないし、政治を動かそうなど考えていません。
　データをわかりやすく説明してきたのも、見返りは求めてなくて、フォロ
　ワーを増やして HPV ワクチンのことを伝えるためです。
　この問題は本当にもっと多くの人が知らなければいけない。
　（2020.08.13）

　当初、台湾では水際での徹底した検疫措置や、休校や大規模な集

会・イベント開催の制限等を行い、生活の細部に至るまで管理。成果を収めた。

　木下氏は、一方で、ワクチン懐疑派の多い日本ではワクチン開発は進まないであろうと悲観し、また一方で、台湾で「1万人を超えるコンサート」が行われている様子のツイートに対して驚きの投稿をしている。

▶結局日本はワクチン開発競争で世界のトップを走ることは難しそうで、米・欧・中で開発されているワクチンのどれかを輸入することになります。

これらの国の臨床試験の結果を正確に判断し、国民に誠実かつわかりやすく伝えることが何よりも重要です。（2020.08.23）

▶これはすごいですね。

ワクチンなし、集団免疫なしでここまで感染を抑え込み、日常を取り戻せるとは驚きです。

台湾の行政・公衆衛生学者には心から賞賛を送りたいです。
（2020.08.23）

▶M氏　あなたこそ、ワクチン屋なんだから、そもそも、最初からコロナに頭突っ込んでいただかなくて結構でした。

初期のころ、散々煽って西浦擁護したの忘れないからな。

コロナのことでフォロワー数稼いで、ワクチン推奨おつ。
（2020.10.23）

　　　│

木下　一応言っておきますが、私はワクチンが専門では全くありません。

コロナのことでフォロワー数稼いで、ワクチンを推奨したのは事実です。（2020.10.23）

2020 年 11 月 10 日、「ファイザーとバイオテックが開発していたワクチン」の有効性を示す投稿がある。同月 23 日には「新型コロナウイルス感染症の話題に特化」すると発言。

　ワクチンのアレルギー反応に関しては、12 月 10 日、「過剰に心配する必要はありません」と断言。

▶ワクチンを 2 回目に接種してから 7 日後までに新型コロナウイルス感染症に罹患した人を調べると、新しいワクチンは 90% の有効性を有していたとのことです。
　研究では明らかな安全性の懸念は認められていません。
　これらの解析は 11 月 8 日に独立した機関（Data Monitoring Committee）により行われました。（2020.11.10）

▶ファイザーとモデルナという 2 つの製薬会社が作った新型コロナウイルスワクチンが日本にも導入される見込みです。（後略）
　（2020.11.19）

▶絶対に泣き言を言わない大阪の救急医の同僚達が「本当にやばい」というので、私もツイートのスタイルをしばらく変えます。
　・新型コロナウイルス感染症の話題に特化します
　・冗談は控えます
　・HPV ワクチンの話もしばらくやめます
　（みんパピ！アカウントは情報提供します）
　この危機は現実ですので。（2020.11.23）

▶官房長官が本当にそう言ったかどうかわかりませんが、新型コロナウイルスの被害は医療崩壊を起こすほど甚大で、ワクチン接種は必要であり、十分に安全性が証明された製剤で集団免疫を確立することが死者を減らすためにも経済の回復のためにも欠かせません。
　（2020.11.30）

（リンク先に加藤勝信官房長官の発言内容があると思われるが、2023 年 11 月現在、閲覧不可）

▶ 新型コロナウイルスのワクチンですが、いよいよ明後日 8 日からイギリスで接種が始まります。

既に 3 万人を対象にした大規模な臨床試験で重い副反応がないことが確認されており、まずは 80 万人に接種を開始するようです。

英、ファイザーのコロナワクチン接種を 8 日から開始（2020.12.06）

▶ （前略）「少しでもアレルギーがある人は打っちゃダメ！」という情報が流れると思いますが、過剰に心配する必要はありません。（2020.12.10）

　　｜　（連続ツイート）

一番の根拠は、今回のワクチンは「米国で 43,651 人を対象にした臨床試験で重篤な副反応が出なかったから」です。

この中で、食物アレルギーや喘息のある人は数多く入っているはずです。

一方、アドレナリン注射液を持ち歩くほど重い症状の人は、おそらくいても 1-2 人だったでしょう。（2020.12.10）

▶ **毎日新聞国際ニュース**　（前略）中国で製造したとされる新型コロナの未承認ワクチンが日本国内に持ち込まれ、日本を代表する企業の経営者など一部の富裕層が接種を受けていることが明らかになりました。（後略）（2021.01.01）

　　｜　（毎日新聞国際ニュースの投稿を引用ツイートする形で以下）

すごいニュース。

個人の接種目的以外の輸入の違法性等はさておき、当然救済制度は適応されないですし、完全に自費かつ自己責任の接種ですよね。

ファイザーやモデルナのワクチンを取り寄せる（できるのか知りませんが）ならわかりますが、中国のワクチンを打つ勇気は少なくとも私に

は全くないです。（2021.01.01）

　　｜　（連続ツイート）

これは中国製のワクチンが危ないという意味ではないし、中国の科学力を下に見ているわけでもないです。

ただ、FDAの審査や論文の形で有効性と安全性が公開されている米・英のワクチンと違って、私には打ってよいかどうか判断できる材料がないです。

この決断をできるのは驚きだというだけの話です。（2021.01.01）

　2021年に入ると、コロナワクチンの安全性を強調する投稿が多い。1月、「蕎麦よりも安全」。3月、「ファイザーは治験をやっている」。5月、コロナワクチンと死亡の因果関係はないとし、「つべこべ言わずに打て」と投稿（2021.05.18）。「mRNAワクチンはまだ治験が終わっていない」が安全（2021.05.18）、「mRNAワクチンよりもコロナにかかることの方が」危ない（2021.05.19）とも。

▶蕎麦よりも桁違いに安全。

　もちろん一度蕎麦を食べてアレルギーを出した人が蕎麦を避けるように、コロナワクチンを打ってアレルギーの出た人は2回目の接種をする必要はありません。（2021.01.24）

▶疫学的に不妊との関連があるかは年単位でないと証明できないというのはその通りですね。

　ただこれまでに不妊と関連があると証明されたワクチンは1つもありません。

　特にmRNAワクチンはセントラルドグマというルールで大原則としてDNAにはなれませんし、ヒトのDNAに組み込まれることはできません。（2021.03.07）

▶ファイザーのワクチンについて「このワクチンは治験もロクにやってな

い」という方が多いので、これだけは言わせてください。

やっています。

他の先進国は us の治験を元に承認してるのに、日本は独自の治験までやっています。

だから打ち始めが遅いんです。

せめてやったことぐらい認めてください。（2021.03.09）

編集者注：us は原文ではアメリカ国旗。

｜　（連続ツイート）

厚労省や PMDA の方には申し訳ないですが、私はこの日本独自の治験は科学的に全く無意味だと思っています。

それでも「日本でも治験やってます」と言うためにわざわざ小規模な治験をやったのに、「治験もやっていないワクチン」なんて言われてしまったら、報われる人がいません。（2021.03.09）

▶「木下はコロナワクチンと死亡の因果関係を認める気がないのでは?」と思うかも知れませんが、実はその通りです。

mRNA ワクチンは米国で 2 億回以上接種されており、この知見を覆すことは容易ではないからです。

もはや日本で起きた 1 例報告はほぼ全て無意味。

同じ報告が続かない限り無視で良いです。（2021.05.15）

▶ワクチンとは感染しないための予防であり、治療薬は感染してしまった後の回復を早めたり、症状を和らげるものです。

彼氏彼女に振られないように日々大切にすることと、振られた時に慰めてくれる友達を見つけておくことぐらいの違いがあります。

まあ、確かにどちらも大事です。（2021.05.18）

｜　（連続ツイート）

10 万人の前でスベってるとか、つべこべ言わずに打て。
（2021.05.18）

▶mRNA ワクチンはまだ治験が終わっていないというのは事実ですが、端的に言って抗体がいつまで持つのかを調べているのであって、長期的な安全性に強い懸念があるわけではないです。基本ワクチンの副反応は 6 週以内に起きるので〔あ〕りもちろん、せっかくなので長期的な安全性を調べはします。（2021.05.18）

編集者注：〔　〕は補足。

▶何度も言いますが、mRNA ワクチンよりもコロナにかかることの方がよっぽど長期的な安全性が未知です。

感染した細胞を殺しながら勝手にウイルスの RNA が増えることに比べたら、ウイルスの極一部分の mRNA の投与なんか、かわいいもんです。

長期的な安全性を懸念する人は、リスク認知が偏っています。（2021.05.19）

▶デルタに対するワクチンの有効性が落ちるからワクチンを打たないほうがいいというのは明らかに間違っていて、ワクチンを打たないとデルタが 1000、アルファが 10000 とかになるところを、ワクチンを打ってデルタが 100、アルファが 1 にしようよ、という話です。確かに、ほとんどがデルタにはなります。（2021.07.18）

▶今回の波は 5 月のピークとは比較にならない感染者数の増加でしたが、死者数はむしろ少ないぐらいです。

デルタはむしろ病毒性が高いということが明らかになっているので、これはワクチンの効果です。（2021.09.01）

▶オミクロンに対する既存ワクチンの効果はかなり減弱することがわかっています。

この状況で全国的に感染が広がる中、未接種者ができる最も効率の良い対策は、なおワクチンを打つことです。

もちろん基本的な感染予防策も重要ですが、発症リスクも重症化リスクも下げられるのはワクチンしかないです。（2022.01.07）

▶ 時期も示して欲しい。こちらも待ったなしです。
12歳未満にワクチン接種、早期開始と首相 | 2022/1/11 - 共同通信（2022.01.11）

▶ "brain fog" と呼ばれる新型コロナウイルスの脳障害が話題です。これだけ話題になっているからこそ、そうした後遺症が研究され見つかっているという側面があります。「だからこそ」伝えています。何も他の感染症を軽んじているわけではありません。せめてわかったリスクは共有したい。予防は大切。（2022.01.17）
　　　｜　（連続ツイート）
同じことはコロナワクチンにも言えて、歴史的に最も有効性と安全性が厳密に検証されたワクチンです。だからこそ勧めています。決して全てのワクチンを盲信しているわけではありません。これだけ人類が感染症とその予防に関するデータと誠実に向き合ったことはかつてないと思います。（2022.01.17）

▶ **木下**　新型コロナワクチンの4回目接種については、今のところどうすべきか本当にわからないです。
あまり安易なことは言わない方が良さそうに思います。
新型コロナ ワクチン4回目接種、5月開始を目指す方向で検討 政府（2022.03.24）
　　　｜
**J氏**　なぜ3回目までは勧めていたのに4回目になると分からなくなっちゃうんですか？（2022.03.24）
　　　｜
**木下**　3と4は違うからです（2022.03.24）

▶一方で、武漢株の頃は２回接種の感染予防効果が 90% あったことに比べると、オミクロンでは明らかに効果が落ちます。

　なので、現在ワクチンを打つことのメリットは「感染予防効果」よりも「重症化予防効果」にシフトして行っています。

　ここに矛盾はありません。（2022.08.22）

## マスク（456 件）

　マスクの効果については、2020 年 4 月、「マスクが感染予防によいというエビデンスはない」としながらも推奨。6 月、海外論文を読んで、有効性について「確からし」いと発信。7 月「感染している人は絶対つけるべき」。「マスク警察になる必要」はないと投稿。

　2021 年 5 月、「体育の授業中にマスクをつける蓋然性は低い」。この「蓋然性」は「必然性」の誤りか。

　2022 年 4 月、「マスクを着けるか外すかは周囲の状況をみて判断」しようと呼びかける。

　7 月、「人のいない屋外では外すのはもちろん大丈夫」。

▶日本は皆保険システムがあり、アメリカにはない。

　かなりの人が指摘しているように、日本では多くの人がマスクをしており、体調不良の時に他人にコロナウイルスを拡散するのを防いでいる。マスクはあなたを守るのではなく、他の人を守るのだ。ただ、全ての人がマスクを着ければ、全ての人が守られる。（2020.04.01）

　　｜　（連続ツイート）

　（前略）マスクの予防効果については疫学的に実証されているわけではありませんが、説得力のある仮説の 1 つだとは思います。（2020.04.01）

▶マスクについて

・一般の方がつけるマスクが感染予防によいというエビデンスはない

・無駄であると証明されたという意味ではない

・この状況でみんなで着けるようにするのはある程度合理的

・かといって「エビデンスはない」と言っていた医師が間違っているわけではない

この辺よろしくお願いします（2020.04.24）

▶もちろん締めるところは締めて、手洗いやマスクなど、やって損はない対策は続けましょう。

賢く経済を回すのが重要です。（2020.06.08）

▶これはとても重要だと思います。

6月1日にLancetから論文が出るまでは「マスクをした方がよい」と伝えることに一抹の不安はありました。

今でも市中での有効性について確証があるわけではないです（かなり確からしくはあります）。

遡っての批判は許されません。（2020.06.29）

編集者注：冒頭の「これ」は、リンク先のアカウント所有者が「ポストを表示できるアカウントを制限」しているため不明。Lancetの論文とは、おそらくThe Lancet, Physical distancing, face masks, and eye protection to prevent person-to-person transmission of SARS-CoV-2 and COVID-19: a systematic review and meta-analysis（2020.06.01）のこと。

▶マスクについては「感染している人は絶対つけるべき」です。

例えば、結核の患者さんにも入院中必ずマスクをつけてもらいます。

今感染者が増えつつある地域では、妊婦さんにマスクをつけていただくことは必須だと思います。

現時点で100％の検査はありませんので、みなさまご協力お願いいたします。（2020.07.16）

▶NHKニュース 【速報 JUST IN】東京 31日の感染者数 400人超の見通し 1日で最多 新型コロナ

｜ （NHKニュースの投稿を引用ツイートする形で以下）

木下　これぐらいの人数は、覚悟していた専門家が多いと思います。不安な気持ちはわかりますが、どうか一喜一憂しないようにしてください。

感染した人を責める必要も、マスク警察になる必要もありません。

一人ひとりが淡々と、マスクや手洗いの徹底・三密の回避をして、体調が悪い時は休んでください。（2020.07.31）

編集者注：「マスク警察」とはマスクをしていない人に対して攻撃的な態度に出たり、嫌がらせをする人を指す俗語。コロナ禍において、政府・自治体による外出や営業などの自粛要請に応じない個人や商店に対して、罵声を浴びせたり、乱暴な行為におよんだり、警察や役所に通報したりする一般市民が現れ、「自粛警察」と呼ばれた。「マスク警察」は「自粛警察」のバリエーション。

▶ランナーがゴールラインが見えてきたという理由で走るのをやめたりしないのと同じ理由で、今マスクの義務化をやめたりしたらあかんで（2021.03.08）

（英語のリンク先投稿を翻訳）

▶これは最悪なタイトルの付け方です。

予想通り、コメント欄は「子どもにマスクを付けさせるな」の大合唱。

因果関係を調査しない報道の害に一体いつになったら気づくのか。

【速報】持久走の後に小5男児が死亡 "マスクを着けて授業に臨んでいた" 大阪・高槻市（MBSニュース）（2021.05.27）

　　｜（連続ツイート）

確かに体育の授業中にマスクをつける蓋然性は低いと思います。

今後は外してもいいかも知れません。

ただ、もう少し状況が詳しくわからないとなんとも言えませんが、マスクをつけて走ったことで命を落とすことはまずあり得ないと思います。

【速報】として報じる内容では全くないでしょう。（2021.05.27）

▶マスク生活が子供の発達にどの程度影響を与えるのかはまだわかりませんが、少なくともコロナが流行して学校が閉鎖されたり、親を亡くす

よりは影響が少ないでしょう。

アメリカでは 14 万人以上の子供が片親ないし養護者である祖父母を なくしたとされています。（2021.11.08）

　　｜　（中略）

そして、ワクチン接種は子供を感染対策からも自身の感染のリスクか らも養護者の感染・死亡リスクからも開放しうる唯一の施策です。

感染のリスクをどの程度に見積もるかは個人差があるので、個人がマ スクの着用をやめることを止めはしませんが、他人のワクチン接種を 止めることはやめた方がいいです。（2021.11.08）

▶ マスクを「着ける自由」と「外す自由」を同じレベルで議論するのも 間違いです。

前者は個人の嗜好ですが、後者は社会のリスク管理の問題なので。

これは公衆衛生のパターナリズムの話とも少し異なります。

むしろ「あなたの自由が私の権利を侵害する」時に、どれだけ自由 が認められるかという問題。（2022.04.27）

　　｜　（中略　連続ツイート）

つまり、マスクを着けるか外すかは周囲の状況をみて判断しましょう。

現在の感染状況なら、これこれのシチュエーションでは推奨ですが、 これこれのシチュエーションでは必要ないでしょう。ということを丁寧 に説明し続けるべきです。特にマスク警察を生まないためにも、明確 な推奨はあった方がよい。（2022.04.27）

▶ マスクを着けることで息苦しく感じたり暑く感じたりすることと、熱中症 のリスクとは必ずしも関係ありません。

人のいない屋外では外すのはもちろん大丈夫で、同時に適切な熱中 症予防をしましょう。

「マスクで熱中症、根拠ない」　感染対策と両立求める　救急医学会 （2022.07.16）

▶**猪瀬直樹【作家・参議院議員、日本維新の会 参議院幹事長】** 僕がマスク問題にこだわるのは、単なるマスクでなく日本人が同調圧力の世界から脱出できないと改革もできないし、ビジネスにおいても新基軸を打ち出せないまま低迷を続けると思うからです。（2022.10.08）

｜ （猪瀬直樹の投稿を引用ツイートする形で以下）

**木下** 何故マスクと変な思想を絡めないと気がすまないのか。

マスクはマスクであって、それ以上でもそれ以下でもない。（2022.10.08）

｜ （連続ツイート）

**木下** マスクぐらい着けててもビジネスはできるでしょう。

むしろマスクを外したら日本経済が回復すると思っている人なんかいるのか。（2022.10.08）

## PCR（199件）

PCRについての投稿のうち、約7割が2020年。2021年以降はワクチンが開発されたためか少なくなる。以下の引用もすべて2020年より。

3月、「無差別なPCR検査は害のほうが上回る」。「検査をするかは専門家が決める必要があ」る。4月、「結果によって介入が変わる人のみを検査すべき」。7月、「PCR検査は必要です。……問題はそれをどこまで無症候者に拡げるか」。12月、「検査数さえ増やせば感染が収まるわけではありません。感染対策の一丁目一番地は手洗いマスクと三密の回避」。PCR「否定派」と「拡張派」に分けたがる向きに対しては、自分の所属は「わけもわからずPCR拡張と叫ぶの反対派」だと投稿（2020.04.24）。

▶**舛添要一** イギリスのファイナンシャル・タイムズは、アジアに比べて、ヨーロッパで新型コロナウイルスの感染拡大が続いているのは、PCR検査が不足しているからだと明言。また、医療資源の不足も指

摘。生活習慣や国民の協力不足なども問題視。日本でPCR検査有
害論をこれ以上展開すると、世界の笑いものになる。（2020.03.21）
編集者注：舛添要一は国際政治学者、政治家。厚生労働大臣や東京都知事を
歴任。

| （舛添要一の投稿を引用ツイートする形で以下）

**木下**　根本的にPCR検査が有害なんて言ってる医師はいないです。
無差別なPCR検査は害のほうが上回ると言っているだけなんです
が、そんなに難しいでしょうか？
何度も言いますがこれはデータから見えてくる問題ではなく、ロジカル
な主張です。
他国にバカにされても容易に反論可能なので安心してください。
（2020.03.22）

▶何度でも説明させていただきます。
PCR検査の必要性の判断は難しいです。
陽性でも感染していないことがあるし、陰性でも感染していることがあ
ります。
なので、検査をするかは専門家が決める必要があります。
「検査希望の人には受けさせて」というのはご遠慮ください。
（2020.04.01）
（リンク記事：日刊スポーツ "高橋ユウ、夫ト部弘嵩が発熱でコロナ
検査の希望訴え" 2020.03.31）

▶PCR検査に関する私の一貫したスタンスは、「結果によって介入が変
わる人のみを検査すべき」です。
検査が増えると医療崩壊を来たすということすら、あくまで副次的なも
のに過ぎません。
平時のインフルエンザ検査すら、ほとんどが無駄。
体調が悪い人が休める社会を目指す方がよっぽど健全です。
（2020.04.18）

►**木下** もうお願いですから陽性でも陰性でも家にいてください。
それしかないんですって。（2020.04.20）
　　　　│
**米山隆一** より直截に批判させて頂くとこの方は PCR 拡大も絶対反
対、体調が悪くても何でも家にいて我慢しろと言うご主張ですが、そ
れは自分が失業の心配がなく、万が一の時も自己診断できる医師だ
からいえる事です。そうできない事情がある人が多数いる事も、診断
の無いまま家で苦しむ患者の心細さにも無関心です（2020.04.20）
　　　　　　　編集者注：米山隆一氏は立憲民主党衆議院議員・元新潟県知事。
　　　　│
**木下** 私は PCR の拡大に全く反対していません。
まずはそこに訂正をお願いします。
体調の悪いときに家にいることには賛成しています。
むしろ米山先生は体調が悪ければ PCR 検査をして、陰性なら外出し
てもよいとお考えなのでしょうか？（2020.04.20）

►「PCR 否定派」とか「PCR 拡張派」とか、どうしても派閥に分け
ないと言ってることがわからない人のために、私の所属をお伝えしま
す。私は
「わけもわからず PCR 拡張と叫ぶの反対派」
です。
よろしくお願いします。（2020.04.24）

►タイトルほど極端なことを仰っているわけではありません。
臨床的には必要な方にだけ検査をすればよいですが、疫学調査とし
ての検査はありだと思います。
常識的に考えたら「今感染しているか」よりも「既感染か」が知りた
いので、PCR よりも抗体検査が重要だと思います。（2020.04.28）
　（リンク記事：文春オンライン ” いまこそ国民全員に PCR 検査を！

なぜ日本は検査数を絞るのか WHO 上級顧問・渋谷健司氏「無症状感染者の発見こそ重要」")

▶私は本当に意味があるなら、国民全員 PCR やってもいいと思います。
そんなことをしても無症状の陽性者は全く捕まえられないのが問題。
結果的に国が検査に無駄金をつぎ込み、検査技師が疲弊し、感染者が野放しになることが目に目えているから反対しているわけです。
無駄なことはやっちゃダメです。(2020.05.20)

▶神奈川県の病院で PCR 偽陰性の患者から院内感染が拡がったというニュース。
ポイントは
・PCR 検査で陰性でも感染している場合がある
・PCR 検査をあてにしすぎない感染対策が重要
・完璧な対策なんていうものは存在せず、院内感染が起こることはある
ということです。
無闇に責めないことも大事。(2020.05.28)

▶本当に 100 回ぐらいは言ってる気がしますが、PCR検査は必要です。
医師の診断にも必要ですし、保健所等が行う濃厚接触者の隔離のためにも重要です。
問題はそれをどこまで無症候者に拡げるかで、対象集団の事前確率が低ければ低いほど価値が下がります。
この文脈で闇雲な検査はやめた方がよいです。(2020.07.30)

▶このような事例があるからといって「PCR は無意味」とはなりませんが、検査数さえ増やせば感染が収まるわけではありません。
感染対策の一丁目一番地は手洗いマスクと三密の回避です。
(2020.12.31)

（リンク先記事：　”PCR「すり抜け」で病院クラスターか、陰性判定
で業務継続…人手不足が生んだ感染拡大 ” 2020.12.31）

## 緊急事態宣言（115件）

　2020年の段階から「緊急事態宣言は無駄が多く経済的なダメー
ジも大きい」「一斉休校は得られる利益に対して弊害が大きすぎる」
など懐疑的。2021年には、「最後の切り札的な扱いは危険」「ワク
チンが最適解」。2022年1月には、「もう緊急事態宣言は出さない
方が良い」。

▶若者は感染しても大丈夫とか、自粛など必要ないというつもりは全くあ
　りませんが、緊急事態宣言は無駄が多く経済的なダメージも大きい
　のは確実です。
　適切な感染対策を徹底することができれば、理論上感染の拡大はか
　なり防げるはずです。
　まずは個々人ができることから。
　よろしくお願いします。（2020.07.09）

▶これはとても良い決定ですね。
　学校も感染源にならないわけではありませんが、一斉休校は得られる
　利益に対して弊害が大きすぎると思います。
　「緊急事態宣言でも一斉休校せず」　萩生田文科相　共通テストも
　「予定通り」（2020.11.27）

▶「緊急事態宣言の効果」というのも実はかなり曖昧な表現で、緊急
　事態宣言で要請される内容と、それが現実にどれだけ実効力がある
　かによって容易に変わります。
　私は、緊急事態宣言を出しても感染が減らないことを考えておくべき
　だと思っています。
　少なくとも最後の切り札的な扱いは危険です。（2021.01.03）

▶緊急事態宣言で自粛ばかりしていられないという声もとても良くわかります。

ワクチンが最適解なのは間違いないでしょう。

ただ、打ちたくても打てない人がまだ残っている中で、感染拡大を許容していいのか正直わかりません。

本当に難しいなあと思います。（2021.07.07）

（リンク記事：BuzzFeed News 「東京五輪直前に国内外で流行状況が悪化　最後の切り札『緊急事態宣言』の効果が持続しないかもと専門家が不安に思う理由」西浦博インタビュー）

▶私は割と本気で、もう緊急事態宣言は出さない方が良いと思っています。

理由は簡単で、少なくともハイリスク者にはワクチン接種の機会が提供されたからです。

あと、リスク認知が下がった人は、どの道行動変容しないでしょう。

結局国が決めることなのであまり深入りしない方がいいかも知れません。（2022.01.14）

## 3密（93件）

「手洗いマスク三密」の回避が、有効な感染対策として訴えている。「手を洗う救急医 Taka」とのアカウント名を名乗るだけあって、「手洗い」を「マスク」「3密」とともに重視。

2021年5月頃からワクチンの供給が見え始めると、「手洗いマスク三密の回避」は重要だが、「ワクチンは根本的な解決策」と投稿。

▶改めて

・手洗いマスク三密の回避は科学に基づいた感染対策であり、タケヤリと揶揄することは不適切

・クスリに頼ること自体が科学的ではなく、世界中どこを見ても「感染

しても安心」といえる治療薬を開発した国はない

・メディアも「ワクチンは根本的な解決策」という情報提供をすべきだと思います。（2021.05.11）


▶ 正確にいうと、2回接種で集団免疫ができることはないと思っています。つまりマスクや三密の回避などのあらゆる規制を全て撤廃したら確実に感染は広がります。

医療が逼迫するほど重症者が増えるかは別の話です。（2021.10.31）


▶【優先順位高】

屋内でのマスクの遵守

感染が落ち着いている時に、三密の回避のような経済的な負の影響が強い対策をある程度緩めることは合理的です。

一方で、マスクの着用はそこまで経済に直結しないので、さほど着けても不自由でない場面では、できるだけ着用した方がよいと思います。（2021.11.22）


## Go To（87件）

2020年7月、多少躊躇しながらも「中止すべき」との立場。11月、「Go Toに関しては実は私は始めた時から反対です。」「Go To EatやGo To Travelが悪いのではなく、そこで疎かになった感染対策が悪いのだというのは正論」。12月、GoToトラベル全国停止について、「合理的な判断」。

2021年1月22日、西浦氏らの論文を読み「"Go Toが悪いという証拠はない"と言い切るのは難しそう」。同月29日、西浦氏の「GoToトラベルのデータ分析」を「非医療従事者の方にご理解いただくのはとても難しいと思うので、私なりに解説したい」とし、GoTo開始前と開始後の「時期を比べたら多かった」が、「この時期は別のファクターによる感染者数の増減の影響が強く出てしまっ

ており、Go To の効果をみるには不適切な状態だった」。5月、「正解はない」が、あるとしたら「ワクチンを接種することだけ」。

▶私なりに何度か考え直したのですが、やはり今回 "Go To キャンペーン" は中止すべきと思います。

極端な話、意図的にこのシステムを使って問題を起こすことすら可能で、リスクが大きすぎます。

経済と感染のバランスを取るという方針には賛成したいですが、今はあまりにもタイミングが悪すぎます。（2020.07.14）

▶E 氏　発熱外来に対する支援金も、発熱患者を診察すればするほど少なくなるという狂ったシステム（2020.11.06）

（リンク記事：読売新聞オンライン "【独自】コロナ重点医療機関への支援金、27 道府県が「ゼロ」"）

　　　｜

木下　申し訳ありませんが、二度と新興感染症に高いレベルで対応できるとは思えないです。（2020.11.06）

　　　｜　（連続ツイート）

木下　新型コロナウイルス感染症に対して自身の感染の危険を冒して働いた医療従事者が、金銭的な見返りもなく、GoTo は禁じられ、保育園や老健施設で家族を差別され、疲弊しきった後に「もう辞めよう」と思うのはごく自然な流れだと思います。

私からは「お疲れさまでした」としか言えません。（2020.11.06）

▶おおお大丈夫でしょうか？

分科会が外した方がいいとした基準を満たすにも関わらず、その判断なので？

当たり前ですが、同じことを続けていたら必ず増えますよ？

特に旅行は全国に広げる要因になりえると思いますが。

北海道 GoTo 外す状況ない 大臣（2020.11.10）

▶Go To Eat や Go To Travel が悪いのではなく、そこで疎かになった感染対策が悪いのだというのは正論です。

とはいえ家に引きこもっていれば対策も必要ないので、一定数対策を守れない人がいるというなら、やはりハイリスク行動を推奨しているともいえると思います。

簡単に良い悪いは言えないですね。（2020.11.18）

▶2 点あげさせていただきますと、

・政策を実行した時期と重なるというだけでは根拠として不十分

・たとえきっかけとなった事例があったとしても、そこから拡げない手を打たないと本質は変わらない

かと思います。

コロナ急増、Goto トラベルが「きっかけ」　日本医師会長（2020.11.18）

▶Go To に関しては実は私は始めた時から反対です。

一方で、SPH 関連の行政畑の人で「これをやらないと国的にやばい」という人もいますね。

「Go To が悪いんじゃなくて感染対策を怠るのが悪い」というのは確かにその通りですが、現実的に正しく運用されてないならダメなんじゃないの?とは思いますね。（2020.11.20）

▶「医療への負荷を過大にしないためにも、短期間に集中して感染リス

クの高い状況に焦点を絞った対策を行うべきだ」

本当にこれに尽きます。

感染リスクの高いサービスで生活している人にはなんとしてでも補償を。

GoTo見直し「国民の命守るため」菅首相の発言全文（2020.11.21）

編集者注：最終行はリンク記事タイトル。

　｜　（連続ツイート）

そもそもGoTo関連事業は、緊急事態宣言下で大ダメージを受けた業種を救うためにやっているわけです。

つまり、政府も感染リスクが高いと思っているはず。

GoToだけやめればよいとは思いませんが、明確に感染が拡大している中で、感染リスクが高い行動を推奨する政策の継続はかなり難しいと思います。（2020.11.21）

▶Go To事業の見直しに関しては、「Go Toさえやめればなんとかなる」という空気を作らないことが大切です。

Go Toはあくまで感染リスクのある行動の一例に過ぎません。

抜本的に対策を見直すことが必要です。

GoToトラベル、本日中にも札幌・大阪除外決定＝西村再生相（2020.11.24）

編集者注：最終行はリンク記事タイトル。

▶国民への呼びかけ以外に打った手は、一部地域のGoTo規制など数えるほどではないでしょうか？

「勝負の」どころか、ただ手をこまねいて見ていた2週間に見えました。

「勝負の3週間」効果上がらず　ハイペースで感染拡大（朝日新聞デジタル）（2020.12.10）

▶十分なエビデンスがない中の決断は難しいですが、やはり合理的な

判断だと思います。

この状況は、少なくともワクチンが十分行き渡り打ち終わるまで続く、ということを理解しておく必要があります。

後手の末、ようやく「引き締め」 GoTo トラベル全国停止（産経新聞）（2020.12.15）

▶西浦先生のグループから「Go To Travel を行っていた時期は、行っていなかった時期に比べて、旅行に関連したコロナの罹患率が 1.5-3 倍多かった」という論文が出ています。

あくまで時期との相関をみただけですが、"Go To が悪いという証拠はない" と言い切るのは難しそうです。（2021.01.22）

（リンク記事：MDPI "Go To Travel" Campaign and Travel-Associated Coronavirus Disease 2019 Cases: A Descriptive Analysis, July–August 2020）

▶この西浦先生の記事は誰もが読むべきだと思います。

残念ながら非医療従事者の方にご理解いただくのはとても難しいと思うので、私なりに解説したいと思います。（後略）（2021.01.29）

　　｜ （連続ツイート）

まず、この論文の最重要な部分の 1 つは、

・Go To を開始した最初の 5 日間（7 月 22-26 日）は

・Go To を開始前の同じ曜日の 5 日間（7 月 15-19 日）に比べ

・旅行に関連した感染者の発症が 1.4-1.5 倍多かった

というものになります。（2021.01.29）

　　｜ （連続ツイート）

ここで重要なのは、時期を比べたら多かったといっているだけであり、「Go To が感染者の増加の原因」であるとは言っていないということです。

これは論文の中でも明確に書かれていますし、ご本人の記事にも記載されています。

ただし、因果関係の可能性を考えて論文にされているのも事実でしょう。（2021.01.29）

　　｜　（中略　連続ツイート）

西浦先生の解析によると、第1波の流行収束後ほとんど感染者が出ていなかった24県で、「Go To開始後に旅行関連感染も非旅行関連感染も増加した」とのことです。

ここから「県境をまたいで移動することによって流行がまず起こり、それで非旅行関連感染が増えた」と推測されています。（2021.01.29）

　　｜　（中略　連続ツイート）

この時期は別のファクターによる感染者数の増減の影響が強く出てしまっており、Go Toの効果をみるには不適切な状態だったということです。

このような恣意性のある比較対象選択には正解がありませんが、ともかく西浦先生はGo To開始の"直前直後"で比較されたとのことです。（2021.01.29）

▶酒類を提供していいかどうかに正解なんてないですよ。

オリンピックにもGoToにも映画館やデパートの営業制限にも正解なんてないです。

あるのは科学的に妥当そうな、もしかしたら間違っているかも知れない推測だけです。

もし正解があるとしたら、1日でも早くみんなにワクチンを接種することだけ。（2021.05.31）

## 自粛（84件）

2020年の投稿では「国の政策を論じるのは避け」る、「休業補償すべきかについては私の議論できる範囲を超え」る、「経済と感染防止のバランスを取る必要がある」、「正解はない」など、一言でまとめにくいが、さまざまに揺れていたようす。

2021 年には、「ワクチンの普及を待つばかり」「ワクチンを最低2回は打ったほうが良い」と、最終的にワクチンに落ち着く。

▶私は経済政策の専門家ではないので国の政策を論じるのは避けますが、いくら国が無策だったとしても、今万単位のイベントを開催するのは許容できることではないと思います。社会に暮らす以上自分と他人の健康には一定の配慮をする義務があり、それは国に丸投げして良いものではないでしょう。（2020.03.22）
　　｜　（間の他者コメント略）
元々は「強行開催が非難されるべきか」が論点だったと認識しており、私の回答は yes ですが、「開催自粛に法的拘束力を持たせて休業補償すべきか」については私の議論できる範囲を超えますので、この辺りで終わらせていただきます。（2020.03.22）

▶何度も言っていますが、私は経済を捨てて国民全員が死ぬまで自粛すべきとは考えていません。
経済と感染防止のバランスを取る必要があると考えています。
現状国のバランス感覚は私の考えに近いものですが、民間がそれを完全に無視した行動を取ると、それなりの代償はあると思った。ということです。（2020.03.22）

▶結局「経済が死ぬと大量に人が自殺する」とかもっともらしいことを言って脅しておいて、自分の見たいものは継続を主張し、見たくないものは中止にしろと叩くような未成熟な社会なのであれば、個人に理解を求める自粛要請なんて無意味でしょうね。
確かに国が徹底的に強制すべきなのかも知れません。
（2020.03.24）

▶私も3月頃は「経済とか言ってる場合じゃなくて、自粛しないと人が死ぬ」と言っていましたが、本当のところ「人命と経済のバランス」

なんてものに正解はないのだと思います。個人の価値観によって許容できる範囲が違いすぎて、どうやっても不満が募る無理ゲーに政府はチャレンジしているとも言えます。（2020.06.28）

｜ （連続ツイート）

しかしあれだけのベストメンバーで挑んだ第一波・第二波からこの方針転換に至ってしまうというのは、もはや民主主義のバグのような気がしてきますね。（2020.06.28）

▶私はもう「飲食店とカラオケのどちらがハイリスクか」みたいな議論はやめました。

究極的にはわからないし、どちらを選んでも反対意見は出ます。

自粛しようとも言いません。

「自粛しないリスクはこれぐらいあるんじゃないですか」とはお伝えします。

あとは、ワクチンの普及を待つばかりです。（2021.05.31）

▶「コロナなんかタダの風邪だから普通に生活しようぜと言ってくれ」というご希望には沿えませんが、今の状況で「絶対自粛すべき」とは全く思ってはいません。もうパンデミックから２年なので、個人のリスク認知も尊重すべきだと思っています。ただ、やはりワクチンを最低２回は打った方が良いと思います。（2021.12.23）

## オリンピック（69件）

2020年、「オリンピックとか言ってる場合ではない」、2021年5月11日、開催するなら「ワクチンを何がなんでも打ちまくらないといけないはず」、同月20日、政府の制作会議資料の通りなら「開催できそう……無観客にはせざるを得ない」、やるなら「高齢者の初回接種を」。ワクチンなくしてオリンピックなし、で一貫している。

▶いくらなんでも来夏にワクチン接種を入国の条件にせず、交通機関の利用に制限をかけず、大規模な外国人客を受け入れるのは無謀だと思います。（2020.12.02）
（リンク記事：日本経済新聞「東京五輪、外国客を大規模受け入れ アプリで感染対策」）

▶コロナに関して、政府の最大のファインプレーは分科会に本物の専門家を揃えることに成功したことで、最大のエラーはその専門家の意見を取り入れることに失敗していることだと思います。
流石にオリンピックとか言ってる場合ではないでしょう。
（2021.01.13）

▶日本のみなさんにお聞きしたいんですが、オリンピックってホントにやるんですか？
ホントに？ G20で最もワクチン接種が遅い国が？ワクチンパスポートなしで？
本気でやる感じですか？（2021.03.29）

▶これなんですよ。総理大臣として五輪を何がなんでも開催しなければならない理由があるなら、ワクチンを何がなんでも打ちまくらないといけないはずなんですが、そこまでの本気度が感じられない。G7内ぶっちぎりの最下位ですし。ひょっとして、あんまり何も考えてないんじゃない？まさかね。（2021.05.08）

▶オリンピックは世界中から1万人以上の選手を集めて行うイベントであり、国内の野球やサッカーの試合や、欧州チャンピオンズリーグとも規模も参加国数も違うので、実際に感染が拡大するかやってみないとわからないと思うのです。私にとっては、やってみないとわからないリスクが取れるのかという問題。（2021.05.11）

▶「結局のところオリンピックの感染対策って何をやるつもりなの?」という疑問にそこそこ答えてくれるサイトがありました。

この資料の通りにやって、本当に実効性が保たれるなら、まあまあ開催できそうです。

ただ、流石に無観客にはせざるを得ないと思います。(2021.05.20)

(リンク:東京オリンピック・パラリンピック競技大会における新型コロナウイルス感染症対策調整会議(第7回)議事次第)

　｜ (自己の投稿を引用ツイートする形で以下)

どうせやるなら

・オリンピックまでに高齢者の初回接種を!

・オリンピック期間は家族で自宅観戦を!

みたいな感じで、ポジティブに有効な感染対策と結びつけるキャンペーンができたらいいですね。

「安全に開催できますだいじょぶです」とだけ繰り返されるより、よほど良い感じがします。(2021.05.20)

▶唯一の正解なのは明らかだったわけで、そのチャンスを逃しておきながら「やらせてください」はないですよねぇやっぱり。「オリンピックやるんで国内治験飛ばします」とか言ってたら応援したかもです。(2021.06.07)

## 2類 / 5類 (36件)

2020年8月、「5類感染症に落とすべきかどうかの議論はそう簡単ではない」。9月、「何を目的にするかによる」。12月、「「5類感染症に落とせば解決」というのは間違い」。

2021年8月に5類への移行に躊躇するような発言があるが、9月、「分類変更自体にそんなに反対ではなかったりもします」。

2022年1月、「5類の方が医療崩壊しないと言っている医療従事者なんてほとんどいない」。8月、「5類に完全反対じゃない」。

2023年1月、「「5類にするとこうなる」という議論については、

正直どうなるかあんまり良くわからない」

▶5類感染症に落とすべきかどうかの議論はそう簡単ではないですが、論理的に「インフルエンザは疑うが新型コロナウイルス感染症は疑わない」という状況は、ちょっと考えにくいのは事実です。
2類相当のままでは、「現場でよしなにやってくれ」になるような気がします。（2020.08.27）

▶感染した個人にとっては「新型コロナは2類や1類に該当するほど危険性が高くない」は正しいのですが、社会として「感染症としては季節性インフルエンザと同レベル」とは言えないのが難しいところです。
新政権はまず新型コロナ「指定感染症」の解除を（東洋経済オンライン）（2020.09.14）
　　｜　（連続ツイート）
「5類に変更」という決定は、政権から国民に「消費のアクセルを踏んでくれ」というメッセージになると思います。
これはワクチンが流通して効果が確認できるまで難しそうです。
「新型インフルエンザ相当」に落とすという案もあるようですが、フレキシブルな現状とあまり変わらないかも知れません。（2020.09.14）

▶DR氏　Taka先生は何類感染症に位置付けるのがいいと思いますか？
（後略）（2020.09.14）
　　｜
木下　何を目的にするかによると思います。
消費をあげるために「5類にします」というリスクコミュニケーションは有効だと思いますが、感染拡大のリスクもあがるでしょう。
2類は重すぎるし、新型インフルエンザ相当だと今との違いがよくわかりません。
あと、「いつ変えるか」の方が大事かもしれません。（2020.09.14）

▶よくある「5類感染症に落とせば解決」というのは間違いで、重症者の数が減らない限り逼迫します。

何故かというと、シンプルに「手厚いから」という答えになりますが、いずれにせよ制度改革は一朝一夕に成りません。

社会インフラとして存続するために、少しのご協力を。何卒よろしくお願いします。（2020.12.22）

▶**和田政宗**　これまでも主張してきたが、ワクチン接種も進みフェーズが変わってきており、インフルエンザと同様に、感染症法の2類から5類に下げ、診療を受けやすい状況にすることも重要だ。（2021.08.02）

編集者注：和田政宗氏は自由民主党参議院議員。

**木下**　フェーズ変わって来たので5類に…ですか…。

全人口の半分がワクチン接種を完了しているアメリカでも、感染対策の強化に逆戻りしているのに。（2021.08.02）

▶ちなみに私は最近になって分類変更自体にそんなに反対ではなかったりもします。

とはいえ、どのルールを残してどのルールを緩和するか細かく議論する必要があるので、ひとえに「5類に落とす」という議論には意味がないと思ってます。

誰も自己負担増やしたいわけではないでしょうし。（2021.09.03）

▶**T氏**　現状は五類でインフルと全く同じ扱いにすると、どうして支障が出るのでしょうか？逆に五類の方が医療崩壊しないと言う意見もあります。また、どういう状況になれば医療に支障が出なくなるのでしょうか？（2022.01.25）

**木下**　5類の方が医療崩壊しないと言っている医療従事者なんてほ

とんどいないでしょう。5類にしても適切な感染予防策ができない病院では入院できないし、

2類相当だろうが5類だろうが入院を希望する人はしますよね。あれは元々保健所業務を楽にするために出てきた議論です。（2022.01.25）

▶**DK氏**　町医者が診れるようになるし、過度な隔離や消毒の必要がない分、医療機関の一部集中した負担が軽減されないでしょうか？（2022.07.27）

　　　　│

**木下**　どうでしょうねえ。今診てない町医者が診ない理由が5類じゃないからだとは思えないですけどね。（2022.07.27）

▶いや、別に私は5類に完全反対じゃないですよ。
　ただ5類にしても入院ベッドは増えないんじゃないかと言っているだけで、むしろ全数把握は厳しいと思っています。
　ただ現状陽性でも出歩いている人がいるから感染が広がっていると思いますし、それを公に軽減したら歯止めがかからなくなるとは思います。（2022.08.02）

▶「5類にするとこうなる」という議論については、正直どうなるかあんまり良くわからないことも多いと思う。
　「自院はこうします」という意見ももちろん理解できるが、どこまで一般化できるか難しいのではと思う面もある。
　「ワクチンは打っておいた方が良いですよ」ぐらいしか言えることはないかも。（2023.01.20）

## 8割（33件）

　8割接触減という西浦モデルについて、完璧ではないが、おおむね正しいとし、それに従った日本政府を評価。

▶「いま実際に接触を何割に減らせているか?」を測ることができない以上、モデルが正しかったかを検証することができないのは事実です。実際のところ、私達はこれが正しいと信じて接触機会を減らすしかないと思います。（2020.04.22）

　　｜　（連続ツイート）

西浦モデルが完璧でないことは確かでしょう。

しかし、接触機会を減らすことで増加のスピードを抑えられているのも事実ではないかと思います。

モデルの限界は受け入れ、実際の行動に活かすことが大事なのだと思います。（2020.04.22）

▶なお、私が唯一批判するとしたら「政策提言に用いた研究なら、研究過程を全部丸裸にして欲しい」ということです。

一科学者としての研究ならその義理はありませんが、これだけの国難で政治を動かす解析なのであれば、どういう仮定を置いてモデリングしたかは明らかにしていただきたいと思います。（2020.05.21）

　　｜　（間の他者コメント略）

R（t）の計算はコードが公開されていますね。

42万人死亡のデータや、8割自粛の根拠は私の知る限り公開されていないと思います。（2020.05.21）

編集者注：木下氏は「8割自粛の根拠は公開されていない」としているが、実は計算式を説明した動画が存在する。これについては76頁参照。

▶正確にいうと「8割おじさん」はご本人が自分で言いだしたんですけどね。

4月の時点で緊急事態宣言による8割接触減が最適解だったのかは今後のためにしっかりと検証すべきですが、限られた情報の中で出せる1つの妥当な案であったことは間違いないと思います。（2020.11.01）

｜　（連続ツイート）

なぜ妥当な案であったかというと、感染症疫学の非常に基礎的な要素である基本再生産数を 2.5 と見積もり、接触を 8 割減らすことで実行再生産数を 0.5 に下げて感染者数を減らすという超シンプルな理論だったからです。背景にある仮説が単純なため修正も効きやすく、とても優れた案だったと思います。（2020.11.01）

## ロックダウン（33 件）

　新型コロナ流行初期からロックダウンを主張。「最後の切り札」とも。

▶ 強い根拠を示すのは難しいですが、東京は今すぐロックダウンするのが結果的に経済的被害も少なくて済むのでは。（2020.03.26）
　（リンク記事：NHK ” 東京で新たに 47 人感染確認 これまでで最多 新型コロナウイルス ”）

▶ いわゆる緊急事態宣言やロックダウンが感染を減らすかどうかについて、データを元にした議論もできなくはないですが、感染症の性質から自明でしょう。
　「ロックダウン以外では減らない」わけではないですが、「ロックダウンすると減る」は自明だと思います。
　最後の切り札的に考えてよいと思います。（2020.11.21）

▶ “ 感染拡大の防止策について懐疑的な市民たちに対し、「新規感染者数や死者数の激増を示す数字を直視しなさい」と訴えた ”
　流石に「ガースーです」とはえらい違いと言いたくもなります。
　拳振り上げ感情爆発「メルケル首相」厳戒ロックダウンの成否（新潮社 フォーサイト）（2020.12.15）
　編集者注：メルケルはドイツの首相。記事によると「普段は冷静沈着なメルケル首相が、珍しく感情を露わにして国民に対しコロナ対策への協力を求めた」。また、

「ガースー」とは菅義偉（すがよしひで）首相の「すが」をひっくり返した呼び名。官房長官時代からのネットスラング的なあだなだが、コロナ禍の 2020 年 12 月、菅首相が、「ニコニコ動画」のインターネット番組の冒頭で「みなさん、こんにちは。ガースーです」とあいさつしたところ、「無神経だ」との批判を浴びた。

## ゼロコロナ（7件）

「ワクチンでゼロコロナ」から「ワクチンでゼロコロナは無理」に変化。

▶ワクチンが普及しない限り恒久的なゼロコロナは難しいが、島国では空港検疫を徹底強化することで感染者の流入を抑えやすく、事実これまで他国に比べて圧倒的に少ない感染者数で推移してきた。という解釈以外に何かあるのでしょうか。次の Tweet の結論に至る過程がわからないです。（2021.05.16）

編集者注：「次の Tweet」とは大木隆生氏のウィズコロナを推奨する同日ツイートのこと。233 頁参照。

▶**SG 氏**　オミクロンのこの有効性だとワクチンパスポートは無理よね。あと、ワクチンだけでゼロコロナを目指すのも無理。接種率を上げるために無理な宣伝をしてきたツケが回ってきた。（2022.02.23）

|

**木下**　私は昨年 8-9 月にワクチンパスポートの議論がなされ始めてから、明確な賛成のスタンスは取ってないですよ。

むしろかなり否定的な方だと思います。

ワクチンだけでゼロコロナを目指すというのも、デルタが出てきた時に無理だと判断してますので、広く接種が進んだ時期にそんな宣伝はしてないです。（2022.02.23）

## ソーシャルディスタンス（0件）

投稿なし。

# 長尾和宏
## （ブログ投稿）

---

### 人物

　長尾氏は（当時）医療法人社団裕和会 理事長であり、長尾クリニック院長。内科医。2021年8月時点で、500人以上のコロナ患者を診てきた経験を持ち、フジテレビ系の情報番組「バイキングMORE」で「新型コロナの指定感染症5類へのダウングレード」を主張し、ツイッターでは、報道された番組名の一部「バイキング」がトレンドワード入りした。（出典：長尾和弘医師の提言に賛同の声　コロナを5類扱いにすれば「全て氷解」「イベルメクチンという特効薬が…これを全国民に配る」（中日スポーツ）

### 著書

『コロナ禍の9割は情報災害　with コロナを生き抜く36の知恵』山と渓谷社、2020年12月

『ひとりも、死なせへん　コロナ禍と闘う尼崎の町医者、551日の壮絶日記』ブックマン社、2021年9月

『ひとりも、死なせへん2　コロナと闘う尼崎の町医者、ワクチン葛藤日記』ブックマン社、2022年6月

『ここまでわかった！「コロナワクチン後遺症」』宝島社、2023年6月

鳥集徹『コロナ自粛の大罪』宝島社、2021年3月（長尾氏を含む医師7人の証言を収録）

### 長尾和宏ブログ投稿とその傾向（概要）

　長尾氏はコロナ関連の発信を、Twitter・Facebook・ブログなどを主な媒体として発信してきた。本調査では投稿文章量の多いブ

ログに焦点を当て、対象期間の全投稿を記録。本書ではその一部を紹介する。

全投稿件数は1371件。基本的に1日1投稿だが、第1回緊急事態宣言の頃、2020年春は多い。コロナ禍でにわか発信を始めたわけではない。また、2023年11月現在も1日1投稿ペースで更新されている。

ブログ文章はツイッターと異なり長文なので、引用は一部のみ。引用文中、中間部を省略した場合（中略）を表示するが、（前略）（後略）は割愛。引用文中の太字はブログに依拠。

長尾氏の月別投稿数

| 年 | 月 | 投稿数 |
|---|---|---|
| 2020 | 1 | 31 |
| | 2 | 35 |
| | 3 | 52 |
| | 4 | 82 |
| | 5 | 55 |
| | 6 | 31 |
| | 7 | 31 |
| | 8 | 32 |
| | 9 | 30 |
| | 10 | 31 |
| | 11 | 30 |
| | 12 | 32 |

| 年 | 月 | 投稿数 |
|---|---|---|
| 2021 | 1 | 31 |
| | 2 | 28 |
| | 3 | 31 |
| | 4 | 30 |
| | 5 | 33 |
| | 6 | 31 |
| | 7 | 31 |
| | 8 | 31 |
| | 9 | 30 |
| | 10 | 31 |
| | 11 | 30 |
| | 12 | 31 |

| 年 | 月 | 投稿数 |
|---|---|---|
| 2022 | 1 | 33 |
| | 2 | 28 |
| | 3 | 31 |
| | 4 | 30 |
| | 5 | 32 |
| | 6 | 30 |
| | 7 | 35 |
| | 8 | 31 |
| | 9 | 31 |
| | 10 | 31 |
| | 11 | 30 |
| | 12 | 31 |

| 年 | 月 | 投稿数 |
|---|---|---|
| 2023 | 1 | 31 |
| | 2 | 28 |
| | 3 | 31 |
| | 4 | 29 |
| | 5 | 8 |

| 年 | 月 | 投稿数 |
|---|---|---|
| 2019 | 12 | 31 |

| 全投稿数 | 1371 |
|---|---|

## キーワード別発言

| 位 | 共通キーワード | 件数 |
|---|---|---|
| 1 | ワクチン | 682 |
| 2 | PCR | 327 |
| 3 | マスク | 242 |
| 4 | 2類/5類 | 234 |
| 5 | 自粛 | 133 |
| 6 | 緊急事態宣言 | 132 |
| 7 | 8割 | 80 |
| 8 | オリンピック | 78 |
| 9 | 3密 | 68 |
| 10 | ロックダウン | 36 |
| 11 | Go To | 33 |
| 12 | ゼロコロナ | 20 |
| 13 | ソーシャルディスタンス | 4 |

## ワクチン（681 件）

　新型コロナウイルス流行初期にはワクチンに期待していたが、のち、懐疑派に。ワクチン後遺症にも取り組む数少ない医師の一人。2023 年には、倫理より営利を求める医療界を厳しく批判。

▶「ワクチンはいつできるの?」と何度も聞かれる。
　専門家によって、1〜3 年、とかなりの幅がある。
　町医者には分からんなあ。まあ気長に待ちまひょ。
　新型コロナのワクチンはできるのか?
　世界中がしのぎを削っている最中だ。
　日本でも、アンジェスなどが頑張っている。
　DNA ワクチンになりそうな予感。
　でも、ワクチン、本当に効くのかなあ。
　コロナ君は、、変異が多いかららなあ。（2020.04.30）

▶いったんは、収束するのだろう。
　第二波に備えるじ時期だと思う。
　薬とワクチンで空気は激変する
　（中略）
　第二波までに薬とワクチンに期待したい。
　続々といろんな話が出てきて、頼もしい。（2020.05.11）

　5 月には「薬とワクチンに期待したい」と書いていたが、翌 6 月には、本間真二郎『感染を恐れない暮らし方 新型コロナからあなたと家族を守る医食住 50 の工夫』（講談社ビーシー、2020 年）を読んで共感、「ワクチンや薬には期待しない。」

▶ワクチンや薬には期待しない。
　自然治癒力を強めるしかない。（2020.06.08）

▶なんたって自然免疫、だね。

自然免疫力が高い人は、免疫獲得力も強い。

自然免疫＝自力本願、

獲得免疫＝他力本願、のようにも思えてきた。

また、ますますワクチンには期待できなのでは・・・（2020.07.05）

▶コロナ差別の次は「ワクチン差別」が始まっている。

接種者と非接種者の「分断」、いやな世の中ですね。

私の見解

1）高齢者や基礎疾患のある人は打った方がいい

2）しかし「気が進まない」人は打たなくていい

3）副反応は気にしなくていい

4）若者は少し待ったほうがいい

5）日本においては焦らなくていい（2021.02.19）

▶「死んでもいいからワクチンだけは打ちたい」

と言われる人が多く、TVのワクチン洗脳に驚く。

まして、12歳から打つことが決まり、益々憂鬱になる。

ワクチンで万が一のことがあれば一生後悔するだろう。

（2021.06.02）

▶僕もワクチンは「懐疑しながらの中庸派」として、打っているだけ。

40〜80歳くらいは打った方がいいのでは、と言ってなぜ悪い？

一方、超高齢者や若い人には慎重に、と言ってどこが悪いのか？

僕は、高齢者には沢山打ったけど、若い人には一人も打っていません。

メリットとデメリットを天秤にかけて考えた僕なりの今の結論、です。

ちなみに毎日のコロナ患者の9割以上はワクチンを打っていない人。

だからどうだ、というつもりはないが、これが「現実」、である。

（2021.09.17）

▶感染は悪ではない。仕方が無い。

　　・

ワクチンは神ではない。

　　・

「洗脳」を解くのは簡単ではない。

　　・

コロナではなく、「コロナ脳とワクチン脳」が100倍怖い。

　　・

目覚めよ、日本人。

　　・

目覚めは一人一人の気づきから。（2022.01.20）

▶一方、日本でも同じようなことが起きている。
ワクチンから子供を守り、日本を護ろうとする人達が
「非国民」と呼ばれている。正直、気が狂いそうだ。
ロシアは本当の戦争で、日本はワクチン戦争、の真っただ中。
（2022.03.05）
編集者注：2022年2月末、ロシアがウクライナへ侵攻。「戦争反対」と言うと拘束されるロシアの現状を受けて。

▶自分がワクチンを打ちながら、ワクチン後遺症を診ているのも僕一人だけ。
ワクチン後遺症を診ている医師の中でイベルメクチンを信じているのも数人。
高価な治療費をとる後遺症を診る医師からも攻撃される。
タダみたいな値段でこの病気が治ったら困る、とのこと。
ワクチン大好きの医師からも
ワクチン大嫌いの医師からも
両方から攻撃される稀有な存在。（2022.08.11）

▶ワクチンを打てば、儲かる。

ワクチン後遺症が増えれば、儲かる。

困った人が出れば出るほど儲かるのが医療界、である。

本来、医療は非営利的な存在だ。

営利よりも倫理で動くのが医療だと、ずっと思っていた。

しかし、この3年間を観察していて強く感じるのは、

倫理よりも営利でしか動かないのが医療であること。

医療界のこの「情けなさ」である。（2023.02.27）

## PCR（327件）

感染者の発見より重症者の発見のほうが重要であると主張。

以下、2020年2月、クルーズ船ダイヤモンド・プリンセス号の騒動の最中には「無症状者のPCR検査は不要」、4月、信頼性に問題のあるPCR検査よりも短時間で肺炎を発見できるCTを評価。

▶連日のまったくの筋違い報道にウンザリしている。

感染経路や5次感染とかいう段階ではないだろう。

もはや無症状者の「PCR検査」は不要ではないか。

（中略）

今、重要なことは「重傷〔症〕者」の早期発見である。

つまり「肺炎」を見逃さない、ことに尽きる。

（中略）

だから無症状者にこれ以上、PCR検査をすることは止めて

有症状者に絞って、検査をすべきだ。（2020.02.19）

編集者注：〔　〕は補足。

▶コロナ肺炎は、CTでないと分からないことがある。

しかし誰が、どこで、どのように、CTを撮るのか。

タライ回しで死んだら困るので誰かがやらないと。

（中略）

以下、八代亜紀さんの「舟歌」で。

コロナに感染してもいい。

PCR検査はどうでもいーい。

肺炎で死ななけりゃ、そいでいいい。

しみじみ、（レントゲンを）眺めればー、しみじみとーおーおー

「疑い」だけが膨らんでいーく。

誰かがCT、撮れーばー

命がたくさん助かるのさー（2020.04.08）

編集者注：長尾氏は、ブログのみならず動画も配信していて、毎回そのエンディングで、コロナ禍の事象を皮肉った替え歌を歌っていた。

▶ PCRほど悩ましい検査はない。

しかし今は、日本全国、「PCR教」である。

そう、まるで「宗教」のように見えて仕方がない。

有名芸能人は、PCR検査を割り込みでしてもらえる。

しかし一般市民には、PCRまでのハードルは超高い。（2020.04.16）

▶ ・10分でコロナ肺炎が分かるCTと

　・1週間でも、偽陰性もあるPCRと

どちらが、死亡率低下に役立つのか。

答えは明白ではないのか。（2020.04.17）

▶ 都市部以外の地域も勘案すると、少なくとも、

**PCR陽性者の100倍の感染者がいる**ことになる。

こうした相反する数字をどう解釈すべきか。

いくつか考えが浮かぶ。

　1）PCRの新規陽性者数は、緊急事態宣言の目安にならない。

　2）PCR検査の対象とする基準が最初から全く間違っている。

　3）PCR検査だけで感染症法2類の指定感染症にするという

　　専門家集団や政治家の「思い込み」が、間違っている。
4）PCR陽性者数を毎日、発表するフェーズは終わった。
　　100人中、99人以上見逃しているのだから目安程度。
全部、正しいだろう。
もしも間違っていたら指摘して欲しい。（2020.05.04）

▶第二波は必ず来るが、小さいと思う。
　どうやら日本人は民族的に、遺伝子的に、コロナに強そうだから。
　山中教授がいうように「未知のファクター」が守ってくれている。
　この間に、PCRをはじめとした検査体制を見直そう。（2020.05.22）
　編集者注：欧米に比べて、アジアでは、新型コロナウイルス感染症による人口あた
　りの死者が際立って少なかった。ノーベル賞受賞者の山中伸弥・京都大教授は、
　この点について「ファクターX」と呼んだ。

▶無料PCR検査が無限ループの土台。
　PCR検査をするから感染者が増える。
　もし検査しなければ、絶対増えない。
　PCRを1日休むだけで感染者数ゼロ、となる。（2022.01.27）

▶「唾液の抗原検査キット」が3月に保険承認された。
　（中略）
　唾液抗原検査のメリットは、いくつかある。
　（中略）
　早期診断・早期治療が容易になる。
　治療までのタイムラグが1日縮まる。
　（中略）
　「唾液抗原検査キット」は待ちに待った政府公認の新製品。
　それが入荷した時が、長尾クリニックにおける「PCRのやめどき」に
　なる。（2022.05.03）

## マスク（243件）

　当初は「マスクなんて意味ない」などと疑念を持っていたが、後に、「法律で義務付けては」と、かなり厳しい推進派となる。しかし、2021年には、否定しないまでも距離をおきはじめ、2022年には「意味のないマスク」とも。

▶とうとう新型コロナウイルスが我が街に迫ってきた。
　大阪市内でも確認されたが当院から市内まですぐだ。
　ちゃんとマスクと手洗いをしないといけないなあ。
　いずれにせよ、無症状者が沢山いることを知った瞬間、先が見えた。
　もちろん日本においての私見である。
　手洗いとマスクしかないのだが、マスクは品切れだし。
　そもそもマスクは誰のため？本当に効果があるのか？（2020.01.30）

▶ここだけの話だが、以下は多くの臨床医の本音ではないか。
　１）マスクなんて意味ない（手洗いは意味がある）
　２）宇宙服のような大袈裟な衣装はパフォーマンスないし言い訳
　３）簡易検査キットなんて、できてほしくないし、したくもない。
　　　ノロも検査しないし、インフルの簡易検査も無くなって欲しい
　４）風邪やインフルと同程度で、大半は静かに寝ていれば治る
　５）医師はなんでも分かっているように思われるから困る・・・
　（2020.02.17）

▶その前に声を発する度にマイクロ飛沫が起きるので
　「マスク無しでの会話を禁止する法律」を作っては。
　「マスク法」は冗談として、「咳エチケット」としてのマスクではなく
　「会話エチケット」としてのマスク着用を義務づけるべきだと思うが。
　だから不潔でもいい。使いまわしでもいい。
　タオルでもいいし、パンツでもいいのだ。
　発声に対する厳しい規制をすべきだ。

マイクロ飛沫は口から出る。

一人での声を発すればマイクロ飛沫が生じる。

しかしそれがのりう乗り移る相手がいないと感染しない。

発声と会話は違う。

会話には相手がいる。

子供も若者も含めて人間全員でマスクをしないと、意味がない。

（2020.03.28）

編集者注：〔　〕は補足。

▶距離が近いところから感染が起きる。

だから、人との距離が一番需要だ。

自助努力でほぼ可能だ。

それができない時や密室時にマスクが大切になってくる。

マスクはマイクロ飛沫をおこさないためで密閉空間なら換気と空間除菌が大切だ。

**ソーシャルデイスタンスとマスクと手洗い、に尽きる。**

**あとは、免疫力。**

それだけだ。（2020.04.02）

▶マスク無しで、町を闊歩している若者がまだいる。

マスク無しでコンビニで咳を何度もする人もいる。

政府のお願いがまだ伝わっていないのが、悲しい。（2020.04.23）

▶北九州や北海道の岩見沢のクラスターは氷山の一角だ。

第二波か第三波かは分からないが、まだ続いている。

緩めるのは早い。

緩めてはいけない。

怯えながら快晴を楽しむ、のが正しい。

マスクは絶対必要。

飲み会は屋外でやるべし。

ライブハウスも窓を開けて。（2020.05.29）

▶カラオケパブでのクラスター発生。
マスクをしていなかった人だけ感染してマスクをしていた人は感染しなかったと。
結構、インパクトのある報道だった。
ウイズコロナ生活には3つしかない。
1）三密回避
2）ソーシャルディスタンス
3）マスク
カラオケパブの教訓は、1）と2）は守られていなかったけども、決定的に差が付いたのは、3）であった、ことだ。
そう、マスクが一番大切。
ならば、法律で義務付けては。
もちろん期間限定、地域限定。（2020.08.14）

▶事実、マスクで感染の7割は防げる。
マスクはワクチンよりも効果がある。
感染爆発の最大要因は「マスク無しの会食」であることだけは、事実として間違いない、と思っている。（2020.11.20）

▶英国は感染者増なのにロックダウンしないどころか、マスクも自粛も無しへ。
当初のスエーデンのような「集団免疫作戦」に、完全に戦略を転換したのだ。（2021.07.17）

▶コロナ禍のなかで在宅医療が始まって、コロナ禍のなかで看取るケースが多い。
家族のマスク無しの顔を一度も見ることなく、死亡診断書を書いて退出するのは、心苦しい。

なんかヘン。

とてもヘン。（2021.09.20）

▶この「クラスター」という言葉も早く死語になればいい。

「マスク」や「三密」なんて言葉も、早く忘れたいなあ。
（2021.10.23）

　2021年末から2022年にかけて、新型コロナウイルスの変異株である　オミクロン株が世界的に流行。感染力が高いと言われた。この頃の長尾氏は、マスクに否定的。

▶今の感染状況を見ると、正直、お手上げのように思う。

マスクや換気を頑張っていても、どこからか感染する。
（2022.01.18）

▶ついに感染者数が世界一になってしまった。

世界の感染者の3分の1以上が日本、だそう。

（中略）

世界一、間違った政策の結果、見事、世界一の失敗国家になってしまった。

今でも世界的には死者数は「さざ波」なのに、これだけの混乱に陥っている。

世界一になった理由は極めて分かり易い。

世界一間違ったことを世界一真面目にやってきた民族だから。

1）世界で一番、真面目に打ちまくった国

2）意味のないマスクに今でも拘っている

3）空気感染を今でも軽視している

4）医者でもない保健所が患者を診るという意味不明な法律（2類）

5）いつまで検査をして全数把握に拘るの？

6）保守的な国民性（痛い目にあっても方向転換できない）

7）これは言うまでもないが、世界一、間抜けな国会議員と専門家集団。（2022.07.28）

▶政府は、国民の「洗脳」を解く政策を急ぐべきだ。
　医者や専門家は無理なので国民へのメッセージで。
　手始めに、「マスクは必要ない」と宣言すべきだ。
　（中略）
　ワクチンやマスクは、もはや「新興宗教」と呼んだほうがいい。
　（2023.02.13）

## 2類 / 5類 （234件）

　2020年2月7日、クルーズ船ダイヤモンド・プリンセス号の処置をめぐる混乱を見て、早くも「2類から5類に格下げすべき」と主張。10月「早く、2類を5類に下げたらいい」。2021年1月「早く2類解除しないと、たくさん死にそう」。

▶すべては「感染症法2類」に指摘されたこと、に起因する。
　2類といえば「コレラ」と同じで、強制入院、検疫である。
　この法律があるので、軟禁を続ける〔ママ〕しかない。
　本来は、逆の措置を取るべきだと私は思うが。
　・陽性者だけ船内に留まり、そこで治療する
　・陰性者は下船させて自宅待機、とするべき
　つまり現在行われている措置は全て「感染者」を
　増やす方向に向かっている気がするのは私だけか。
　もしインフルならば、そうするはずだ。
　結局、医師資格を持つ政治家や官僚が必要なのだ。
　しかし政府にそんな知恵が無いので決断できない。
　早く、2類からインフル同様の「5類」に格下げすべきだ。
　それだけでも、騒動は収まる。（2020.02.07）

編集者注：〔　〕は補足。

▶早く、2類を5類に下げたらいいのにね。
それだけで一挙に解決すると思うのだが。
そんななか、10月24日から、2類指定を
高齢者とハイリスク者に限ることになったと。
えええ?
逆じゃないの?（2020.10.20）

▶早く2類解除しないと、たくさん死にそうですよ!
最前線の僕らは日夜コロナにも対応しているので、
保健所崩壊を肌で感じるので提案をしているだけ。
　（中略）
90代なら1ケ月も入院すれば、寝たきりになる。
　（中略）
若い人は1ケ月間ステイホームしても大丈夫だろうが、
高齢者は認知症が進んで、みるみる衰弱してしまう。
　（中略）
早期診断しても早期治療することができないことだけが辛い。
待っている間に亡くなっていく人がいることに耐えられない。
（2021.01.09）

▶もしも、心ある政治家がこのブログを読んで頂けるのであれば、
保健所外し（つまり、5類に下げる）を本気で議論して欲しい。
（2021.07.28）

▶そう、もう実質5類だからこそ、重症化を減らせる。
これまでは、保健所縛りが沢山の人を殺してきた。
新総裁には、「今、5類にしないでいつするの?」と問いたい。
（2021.10.03）
編集者注：2021年9月29日、自民党総裁選が行われ、岸田文雄が河野太郎

を破って選出された。「新総裁」とは岸田のこと。

▶日本のオミクロンはインフルに似ている。

重症度的には、インフル以下、であろう。

インフルと同じ5類どころか、5類以下（つまり風邪）ではないかと思う。

今後は、2類5類というよりも、「風邪か風邪でないか」という議論になるかも。（2022.01.10）

▶5月8日に5類に出来るという事は、

「新型インフルエンザ等感染症」ではないと認めたことになります。

速やかに「新型インフルエンザ等感染症」を廃止しないのは違法です。

厚生科学審議会感染症部会が了承し、コロナの位置付け「新型インフルエンザ等感染症」廃止を厚労相が公表し、今開かれている通常国会で「新型コロナ対策本部」を廃止するだけで、分類外＝無類は実現できます。

政府対策本部が廃止されれば、日本中の対策本部が廃止され、コロナ対策から解き放たれます。 有害事象多発の特例承認治験ワクチンも法的根拠を失うので、中止に出来ます。（2023.01.27）

編集者注：2023年1月27日、新型コロナウイルス感染症対策本部は5月8日付で5類への移行を発表した。


## 自粛（134件）

2020年初期の段階では、自粛に積極的だが、その後、自粛の長期化とともにコロナで死ぬ人より自殺者などが増えることを懸念。感染増加の現状を踏まえ、2021年以降は戦略の転換を唱える。3月には、長尾氏を含む医師7人の証言を収録した『コロナ自粛の大罪』（鳥集徹／著、宝島社）が発売される。2022年には「自粛する分野は何もない」と。

▶日本も遅ればせながら、集会自粛をどんどんやったほうがいい。
　それは理論的に正しい。
　実は、11年前の新型インフルの時は、小中学校は全部休校になった。
　インフルエンザ特措法という法律を作ったから、それが可能だった。
　今回、すべてが、1ケ月は遅れている。
　中国は、1ケ月遅れを取り戻しつつある。
　日本も、今から暫く自粛して取り戻そう。（2020.02.19）

▶本当に自粛要請するならば、国会議員も自分自身が自粛して
　お給料を自営業者の補償に回すのが本来なのに、わからねえ。
　**社員を出勤停止にしたら、会社は給与の6割払わないといけない。**
　**同様に、国家が会社や商店に「営業停止」を命じたら、国家が6**
　**割補填。**
　そう言わないで、「自粛、自粛」と騒いでも誰も従わないのでは。
　この際、中途半端な言い回しは止め。はっきり言ったほうがいい。
　（2020.04.14）

▶一番気の毒なのは、非正規。派遣、フリー、飲食、旅行、エンタメ。
　空家賃に苦しむ人を救えない国家は、もはや国家ではない。
　国会議員の給与全額寄付、金持ちの税金を2倍にすれば長期の自粛
　で自殺を考えている多くの市民の命を救える。
　コロナで死ぬ人より自殺者の方が多くなる。
　これだけは絶対に避けたい。（2020.05.03）

▶こんな僕でも、今は危うき場所には行かない。
　今年は大人しくするしかない、と諦めている。
　しかし自粛のストレスが、自分の免疫能を下げる懸念がある。
　密にならないストレス発散方法を各自が考えないといけない。
　それよりも第二波への備えはどうか？（2020.07.07）

▶自粛＝家庭内感染は増える（仕方が無い事）

　自粛＝若者は守らないから感染者が増える

　どっちにしてもデルタ株感染は増えるから、自粛に意味はない！？

　むしろ収束を遅らせるということに、なぜみんな気が付かないの？

　高齢者の半数がワクチンを打った今、戦略を180度変えるべきだ。

　1）ワクチンだけでなく、感染による獲得される「免疫」を増やす。

　2）自然感染は仕方が無いもの、と受け入れる。

　3）つまり、「集団免疫」に転換する。

　4）早期診断・早期治療で、地域療養を基本とする。

　5）コロナを感染症法の5類に格下げする。（2021.07.17）

▶もう、エンタメは自粛する必要は全くない。

　教育　エンタメ　イベント　講演会　夏祭りなど、自粛する必要は全くない。

　（でも、残念ながら急遽自粛の知らせが届きガッカリ）

　というか、自粛する分野は何もない。

　なぜならば、「死なない病気」だから。（2022.07.19）

## 緊急事態宣言（132件）

　2020年4月はじめの段階では、緊急事態宣言を「すぐにやらないと……死者が出ます」だったが、5月には「緊急事態宣言の解除が待ち遠しい」、7月には、緊急事態宣言よりも「モラルの徹底が大切」、「コロナは性格がかなり変わってき」た（2020.07.20）としている。8月には介護崩壊寸前の現実を見て「間違った法律適応」の「軌道修正」を求めている。2021年には緊急事態宣言の「必要はない」と明言。

▶今日、日本医師会の横倉会長が「緊急事態宣言の発令を」と提言されたが、まったくその通りで、迷う余地はない。

すぐにやらないと、欧米のように多数の死者が出ます！

発熱患者さんが、接触者センターに電話しても「どこかを受診して」と全く相手にされません。

いろんな病院に電話しても門前払いにあいます。

ようは、発熱患者さんはたらい回し、状態です。

盲腸の患者さんが来ても受け入れ不能が多い。

心不全の患者さんも、受け入れてくれません。

病院のスタッフが、感染しています。

濃厚接触者達は、隔離されています。

つまり、「病院崩壊」しています。（2020.04.01）

▶政府は、今回からオンライン診療を推進する意向だが、日本医師会が反対しているから前に進まない、そうだ。

コロナ重大局面で「オンライン診療」に猛反対、日本医師会の ...

https://gendai.ismedia.jp/articles/-/71546

もしこの記事が本当ならば、日本医師会は二枚舌ではないのか。

緊急事態宣言を要請しておきながら、裏では患者の利益よりも医師の利益を優先している？

私の誤解であることを祈っている。

もしも本当ならば、あまりに恥ずかしい。（2020.04.03）

▶みなさま、新型コロナは怖すぎる状況、です。

緊急事態宣言が出ていない今が信じられない。

ここには到底書けないことが多すぎる・・・（2020.04.04）

▶今まで、いくつもの失敗を重ねてきた。

１）クルーズ船で700人の感染者と13人の死者を出した。 愚の骨頂。

２）感染症法2類の妥当性を誰ひとり検討していない 無知と想像力の欠如

３）中国からの入獄〔入国？〕制限が遅すぎた。 決断できないリー

ダー。

4）欧米からの入獄制限も遅すぎる。　決断できないリーダー。

5）緊急事態宣言も1ケ月以上遅かった。決断できないリーダー。

（2020.05.04）

編集者注：〔　〕は補足。

▶人はみな一人では生きていけないものだから。

　そう、独りでは生きられないのが「人間」だ。

　密を避けて、仲間と楽しむ方法を見つけよう。

　4月からずっと歌っている、あの懐かしい歌。

　（中略）

　ああ、緊急事態宣言の解除が待ち遠しい。

　せめて、屋外でみんなと一杯、やりたい。（2020.05.19）

　編集者注：「人はみな一人では生きていけないものだから」は中村雅俊主演ドラマ
　『われら青春！』（1974 年 4~9 月放送）の劇中歌『ふれあい』の一節。

▶「緊急事態宣言」はもういいだろう。

　それよりも、モラルの徹底が大切だ。

　ただただ煽るのではなくルールを守れば過度に怖がる

　必要がないことを、TV はもっと報道すべき、だと思う。

　（中略）

　「正しく怖がる」、しかないのだろうけど

　「正しく」がだんだん分からなくなってる。

　ここで必用なものは知識。

　コロナファクトが重要だ。（2020.07.19）

▶介護施設やデイサービスがコロナで大変な事態に陥っている。

　（中略）

　すべての根源は「感染症2類相当」にある。

　間違った法律適応が多くの人を殺している。

第一波で何を学んだの?

緊急事態宣言でな〔ママ〕何を学んだの?

人間は誰でも間違える。

しかし普通は軌道修正する。

でも軌道はそのまま。

怒られてもいいから書いておこう、

　**「こっから先は、100％人災ですよ!」** と。（2020.08.27）

編集者注：〔　〕は補足。

▶ 東京都や3県が、政府に緊急事態宣言を要請した。

　おそらく、政府は宣言を発出するのだろう。（悲）

　でも中途半端に出すのなら、出さないほうがいい。

　8割の国民が緊急事態宣言に「賛成」だという。

　しかし僕はその必要ない、と考える少数派だ。

　その理由は、

　1）99％は、コロナ以外の病気である現実

　2）すなわち、視野狭窄の集団ヒステリー状態

　3）でも、専門家集団は「出して」というだろう

　4）そもそも第一波において効果が無かったのに

　5）時期を逸している（出すなら2週間前だった）（2021.01.03）

▶ 感染者数が減ってきているが下げ止まりだという。

　ほぼゼロになるまで緊急事態宣言を、と叫ぶ人も。

　はっきり言おう。そんなことしたら日本消滅だよ。

　1）緊急事態宣言はなんのため?

　　・銀座の食堂はどこも満員で入れないよ

　　・三宮駅前のラーメン屋は若者や店員さんが大声で叫んでいるよ

　　・しかし20時を過ぎたら、吉野家もすき屋も全部閉っていて不便

　　・緊急事態宣言っていったい何のため?　その意味がサッパリわか

　　　らない。

189

・もう解除すべきだ（2021.02.22）

▶コロナ患者や家族からの悲鳴が鳴りやまない。

（中略）

・保健所は全く相手にしない
・長尾クリニックに丸投げ
・入院もさせない（拒否）

要は、開業医に丸投げして、後は「放置」です。

入院要請は聞いてもらえません。

死んでも、仕方が無い、で終わり。

おかしいでしょう？

これが「指定感染症」の実態です。

医療の枠組みを根本から変える（指定感染症解除）を1年前から再三再四発信してきましたが、どんな政治家も動いてくれません。

**緊急事態宣言やマンボウを発するよりも、医療の仕組みを変えることで多くの命が救われるのに、それを理解して実行する人は一人もいません。**（2021.05.16）

## 8割（80件）

コロナ対策の考え方の変遷に関して、2020年6月11日のブログで語っている。「8割おじさんの登場以降、私も少し洗脳されました」と反省。基本的に、集団免疫で人命を守りながら経済活動も保護するスウェーデン型を評価している。

▶緊急事態宣言が出ても満員電車は今日も続く、ニッポン。

（中略）

感染拡大のスピードを抑えるどころか、逆に加速させている。

人々が外出を

・8割抑えたら、感染拡大を抑制できる
・しかし2割なら、効果がない、と言われている。

今、2割抑制どころか、2割増加ではないのか?
ということは、2週間後はパニック状態では。(2020.04.08)

▶8割の行動抑制で感染拡大を抑えられると言う政治家。
しかし専門家の分析では98%でないと効果がないのだ。
97%でも効果がないので現在の自粛政策は愚の骨頂だ。
(2020.04.09)

▶私は当初から日本もスウェーデン方式にすべきだと思っていました。
当初とは、ダイアモンドプリンセス号が横浜港に停泊していた2月中旬です。
乗客のPCR検査をした結果、「無症候感染者がたくさんいる」という趣旨の報道がありました。これを知った瞬間、ピン!ときました。
新型コロナはそんなに怖くない、だから集団免疫作戦でいいでしょう、と。
ところが、その後、各地での感染者が増え、欧米での感染爆発が報道されてから状況は一変しました。有名芸能人がコロナで急死し、都知事が「ロックダウン!」と口にしたころからもはや過激なことを言えなくなりました。
8割おじさんの登場以降、私も少し洗脳されました。
そんなこともあり、当初ピンときた「集団免疫」という言葉を4月、5月と口にすることさえできない状況に変わってしまいました。
(2020.06.11)

▶8割おじさんだったか、勝手な数字を流したおじさんの罪は重いのだけど。(2023.04.19)

## オリンピック (79件)

オリンピックに関して、長尾氏は懐疑的。
2020年2月には、コロナ対策が緩いとしてオリンピック開催を

危ぶみ、数字の「操作」をしていると批判。秋には「オリンピックは夢ではない」とやや楽観的な発言もあるが、オリンピックが1年延期となった本番の2021年、開催前には「中止したほうがいい」、開催中も「この国はいったいどうなっているの？」と、ほぼ一貫して否定的。

▶しかし今のような「ユルイ」政策、まるで「頭隠して尻隠さず」
みたいなことをやっていると、マジで5月にずれ込む可能性アリ。
つまり、オリンピックが本気で危ない、と思う。
今後は、市中感染対策と肺炎の早期発見を強力にすべきだ。
今日もかなり電車に乗ったがどの電車に乗ってもマスク無しで
クシャミや咳を平気でしている人がいたが、問題外！だろう。
中国のように警官のような人を配置して、厳しく注意すべきだ。
オリンピック開催のためであるが市民は理解できるのかどうか。
（2020.02.25）

▶1　なぜ、兵庫は0で、大阪は1人なのか？
　　簡単である。検査をしていないだけだ。
　（中略）
　2　なんのために、そんな「操作」をするのか？
　　きわめて単純。
　　すべては、オリンピック開催、のためである。
　　数字は瞬時にせ世界中を駆け巡る時代である。（2020.02.26）

▶「11月収束説」をネットで発見した。
僕もそう思っているので、ちょっと嬉しくなってしまった。
僕はこちらに賭ける。
そのようになって欲しい。
オリンピックは夢ではない、と思う側に変化。
「もしかしたら」という期待を持つようになった。（2020.09.29）

▶日本人へのワクチンは、まだ臨床研究が無い。
オリンピック開催もあり、見切り発車の模様。（2021.02.09）

▶2）オリンピックは中止したほうがいいのでは
・間違いなく世界中の国の変異株がどんどん入ってくる
・怖いのは、得体の知れない変異株で、日本でさらに変異すること確実
・オリンピックのために感染症対策、ではなく中止が最大の感染症対策になる（2021.02.22）

▶世界のどの国も今年のオリンピックを望んでいない。
政治家の政治家による政治家のための、オリンピック。
（中略）
政治家は、僕達の現場を一度見て欲しい。
正直、気が狂いそうなくらい大変な状況。
これでオリンピックなんて、冗談としか思えない。（2021.05.02）

▶1日中、メールや電話で診療しているけども、
連絡できなかった患者さん、ごめんなさい。
今日も何十通のSOSメールにほ、とんど対応できなかった。
情けないというか、限界を感じる。やり方を変えないとね。
こんな中、オリンピックや高校野球や飲食店も普通にやっている。
「この国はいったいどうなっているの?」と本当に理解できない。
（2021.08.24）

## 3密（68件）
長尾氏は「メインは空気感染」（2020.07.08）との考え方なので、3密を避けることを推奨。

▶政府広報の「三密」とは

・「密閉」空間に

・人が「密集」して

・人が「密接」に交わる。

この3つが揃った時にコロナに感染しやすい、という警告だ。

まさにその通り、だと思う。

「三密」はいいネーミング。

三密は人間活動そのもので人間とは、人と人との間だ。

この3つが揃わなければいい。

1つでも、2つでも、減らすことで、リスクヘッジができる。

3つとも実行すると「孤独」になるので耐えられる人が少ない。

（2020.03.28）

▶室内での三密のうち、「密閉」が最重要因子だと睨んでいる。

だから最大の感染症対策は、「換気」ではないのか？（2020.04.18）

## ロックダウン（36件）

2020年4月、緊急事態宣言の直前には、ロックダウン賛成意見だが、5月には、懐疑的に。6月にはスウェーデンの例を引き、意見の変化が見られる。2021年には、「今ロックダウンか指定感染症外しか、で僕は非常に迷っている」と揺れる心境を吐露。2022年には「集団免疫が近い」ので不要としている。

▶でも今は、まだ序章。

しかし序章で、クライマックスを変えることができる。

ロックダウンに反対する人もいて、その気持ちも分かるが、今の私には、「一刻も早く宣言してー！！」しか言えない。（2020.04.01）

▶日本は、ロックダウンをせずに第一波をしのいだ。

しかしロックダウンしたら、早く収束するのか。

正直、ロックダウンしてもしなくても同じでは、と思う。
（2020.05.02）

▶ スエーデンの死亡者の割合は、ロックダウンをした周辺の国と変わらない。（2020.06.11）

▶ 「コロナが怖いから、死んでもいいからワクチンを打ちたい」
気持ちは分からないでもないが、論理がかなりおかしいデス。
というわけで、今ロックダウンか指定感染症外しか、で僕は非常に迷っている。
正反対の考え方なんだけども、どこか近いところがあるような気もする。
冷静に考えれば、指定感染症外しだろうけど、恐怖を考慮したらロックダウンか。
今、国民の民度が問われている気がする。
洗脳を解くのは難しいけど、一度真剣に議論すべきではないのか。
（2021.04.26）

▶ 現在、10人に1人がコロナだという。
2回目、3回目の感染という人も多い。
まさに一億総コロナ、に近くなってきた。
となると、普通に考えれば集団免疫が近いのだろう。
（中略）
医療は、高齢者と肥満者と基礎疾患のある人の治療に特化すべきだ。
しかし、ワイドショー等などでは、再び「ロックダウン論」が出てる。
的外れなコメンテーターや専門家は国益を損ねているので困ったもの。（2022.07.22）

## Go To（33件）

2020年7月、「Go To キャンペーンはさすがに論外」だったが、10月には「コロナの特徴が……見えてきた」として軟化。しかし

11 月、第 4 波到達後は再び慎重論。12 月には感染云々より、お金のムダ使いという意味で、「中止したほうがいい」。

▶この中で、「一人一人」が重要だ。
　守らない人が無用に感染を広げる。
　Go To キャンペーンはさすがに論外。
　ただ近隣にお出かけしても全然いい。（2020.07.19）

▶コロナに関しては、今、ステイホームしている人よりも
　「Go To なんとか」をやっている人の方がずっと正しい。
　当初は未知の感染症だったけど、半年で、
　コロナの特徴がだんだんと、見えてきた。（2020.10.06）

▶日本で「第四波」という大きな波が来た理由もまだ分かっていないことを知らないといけない。
　Go To がその原因なのかどうか。
　続けるべきか、やめるべきか。
　僕の答えは、それは最大原因ではないけども
　止めたほうがいい、である。（2020.11.21）

▶Go To キャンペーンが一部見直されそうだ。
　こういうものは、一般大衆の意見で決まる。
　Go To withPCR、でも仕方がない気がする。
　（中略）
　正直な話、Go To に行ける人が羨ましい。
　僕も行きたい。だけど行けない・・・（2020.11.24）

▶ところで、GoTo キャンペーンは、ちょっと中止したほうがいいのでは。
　そんなお金があるならコロナと闘っている医療従事者に配布すべきだ。
　（2020.12.12）

## ゼロコロナ（20件）

長尾氏は、ゼロコロナには一貫して否定的。

▶そんなもんを見る暇があるのなら、木村さんの本を読むべし。
一人でも多くの人に「ゼロコロナという病」を治して欲しい。
（2021.07.19）

編集者注：「そんなもん」とはワイドショー、「木村さん」とは、本書の調査対象
者にもなっている木村盛世のこと。『ゼロコロナという病』（藤井聡・木村盛世／
著、産経新聞出版、2021年7月発売）は同7月19日の長尾氏のブログによる
と、当時アマゾン総合1位であったとのこと。

▶そもそも無症状の人にPCR検査をする、という発想は「ゼロコロナ
病」の象徴。
もしもオミクロンが風邪に近いものだったら、ゼロを目指してどうすん
の？？（2021.12.25）

▶この国は、もしかすると欧米ではなく中国を見習っているのかもしれな
い。 ゼロコロナを目指して、無症状8割でもロックダウンする国を。
そんな上海の状況を報道していたテレビ朝日の「モーニングショー」
を見て いたら、玉川氏がこんなコメントをしていた。「毒性が弱いコ
ロナでゼロコロナを目指してもねえ」耳を疑った。あんたがついこの前
なで、徹底的にPCRを！！！ と叫んで いたから、日本人でも未だ、
ゼロコロナが理想だと考える人が大勢いるのに。 ここで梯子を外すか
ね？ テレビの無責任ぶりに、驚くしかない。（2022.04.23）

## ソーシャルディスタンス（4件）

件数は4件と少ない。2020年4月7日に「ソーシャルデイスタ
ンスを保った診療形態に変えないといけない」「ソーシャルディス
タンスを保ちながらの屋外歩行は何の問題もない」などの発言があ
る。

# 木村盛世
## （Twitter 投稿）

**人物**

　木村氏は元厚労省の医系技官であり、平成 21 年の新型インフルエンザ対策で批判をする言動で注目をされた。退官後、一般社団法人パブリックヘルス協議会を設立して代表理事を務める。

　コロナ禍においても、政府の対応を批判する言論を行い、いわゆるウィズコロナ派の中では、地上波（関西地方局番組）や BS などメジャーメディアで発信をしていた唯一の人物と言える。

　YouTube でも積極的に活動。自らのチャネル「もりちゃんねる。」「ヒデキとモリヨのお悩み相談」を持つほかゲスト出演多数。高橋洋一内閣官房参与の「さざ波」発言に関連して共演した動画がある（「ゼロコロナ」の項参照）。

　コロナ禍真っただ中の 2021 〜 2022 年には以下の著書を出版している。

『新型コロナ、本当のところどれだけ問題なのか』飛鳥新社、2021年 2 月

『コロナ自粛の大罪』宝島社、2021 年 3 月（医師 7 名による共著）

『ゼロコロナという病』産経新聞出版、2021 年 7 月（藤井聡氏との共著）

『誰も書けない「コロナ対策」の A 級戦犯』宝島社新書、2021 年12 月

『なぜ日本は勝てるはずのコロナ戦争に負けたのか？』かや書房、2022 年 1 月（和田秀樹氏との共著）

## 木村盛世 Twitter 投稿とその傾向（概要）

　木村氏はコロナ関連の発信を、Twitter・YouTube を主な媒体として行ってきた。本調査では Twitter に焦点を当て、その全投稿を記録。本書では、その一部を紹介する。

　アカウント名は「kimuramoriyo」。フォロワー数は 10.7 万人（2023 年 11 月現在）。対象期間における Twitter への全投稿件数は 2870 件（リツイートは除く）。月別に見ると、2020 年 2 月から 7 月にかけて投稿数が多くなっている。第 1 回緊急事態宣言が発せられる 4 月 7 日の前後の 3 〜 4 月に 200 件を超える投稿がある。同年秋から冬にかけて投稿数が減るが、翌 2021 年の東京オリンピック（7 月 23 日〜 9 月 5 日）の前後に再び月約 100 投稿ペースとなる。2022 年に入ると、1 〜 3 月のまん延防止等重点措置が取られていた時期には、ツイートが増加しているが、春以降 50 件程度に落ち着く。

木村氏の月別投稿数

| 年 | 月 | 投稿数 |
|---|---|---|
| 2020 | 1 | 33 |
| | 2 | 134 |
| | 3 | 217 |
| | 4 | 200 |
| | 5 | 85 |
| | 6 | 86 |
| | 7 | 117 |
| | 8 | 78 |
| | 9 | 46 |
| | 10 | 34 |
| | 11 | 36 |
| | 12 | 46 |

| 年 | 月 | 投稿数 |
|---|---|---|
| 2021 | 1 | 80 |
| | 2 | 62 |
| | 3 | 60 |
| | 4 | 67 |
| | 5 | 84 |
| | 6 | 91 |
| | 7 | 96 |
| | 8 | 114 |
| | 9 | 111 |
| | 10 | 31 |
| | 11 | 26 |
| | 12 | 89 |

| 年 | 月 | 投稿数 |
|---|---|---|
| 2022 | 1 | 132 |
| | 2 | 96 |
| | 3 | 71 |
| | 4 | 40 |
| | 5 | 54 |
| | 6 | 32 |
| | 7 | 67 |
| | 8 | 46 |
| | 9 | 49 |
| | 10 | 42 |
| | 11 | 52 |
| | 12 | 29 |

| 年 | 月 | 投稿数 |
|---|---|---|
| 2023 | 1 | 37 |
| | 2 | 21 |
| | 3 | 51 |
| | 4 | 5 |
| | 5 | 11 |

| 年 | 月 | 投稿数 |
|---|---|---|
| 2019 | 12 | 12 |

| | |
|---|---|
| 全投稿数 | 2870 |

## キーワード別発言

| 位 | 共通キーワード | 件数 |
|---|---|---|
| 1 | ワクチン | 172 |
| 2 | PCR | 88 |
| 3 | マスク | 76 |
| 4 | 2類/5類 | 67 |
| 5 | ゼロコロナ | 58 |
| 6 | 自粛 | 46 |
| 7 | 緊急事態宣言 | 43 |
| 8 | オリンピック | 31 |
| 9 | ロックダウン | 11 |
| 10 | Go To | 6 |
| 11 | 3密 | 4 |
| 12 | ソーシャルディスタンス | 4 |
| 13 | 8割 | 3 |

### ワクチン（172件）

　選定キーワード中、もっとも多くヒットしたのが「ワクチン」。

　未知の感染症に有効な予防ワクチンがなかった2020年の段階では、木村氏は「最大の予防策は自己の免疫力を保つ」ことであるとして、手洗いの徹底等をすすめている。免疫力については一貫して主張。3月、エビデンスが不十分なワクチンは、「費用対効果」がわからないとしているが、ワクチン自体を否定しているのではなく、ワクチンの開発には前向き。7月、「効果あるワクチン出来たら高齢者から優先的に打つべき」とも。

▶感染症と人の歴史は紀元前からで、社会経済活動と表裏一体の関係にあります。しかし、国境封鎖、移動禁止などで封じ込められた感染症はありません。有効な予防ワクチンがあるのは天然痘、麻疹、風疹などです。その他未知の感染症は多く存在し、最大の予防策は自己の免疫力を保つ、手洗いの徹底等です。（2020.02.25）

▶ ワクチンは出来てもその効果判定は容易ではありません。コイントスで分けた打つグループ、打たないグループに分けて前向きに調査して、最終的にその病気の発生率を比較する必要あります。この判定がいい加減だと、費用対効果の効果がいい加減になります。（2020.03.10）

▶ ウイルスの特効薬はない。となれば効果的なワクチン開発に資源注ぎ込むべきだと思う。（2020.03.21）

▶? 〔ママ〕以前も今も、少しでも効果あるワクチン出来たら高齢者から優先的に打つべきと思っています。どの程度効果あるワクチン出来るかは神のみぞ知る、です。（2020.07.16）

編集者注：〔　〕は補足。

　全世界でワクチン開発が急ピッチで進められ、2021年には各地でワクチン接種がはじまる。
　2021年2月、高齢者へのワクチンを推奨。4月、ワクチン接種が進まない現状に対しては「高齢者の自主隔離は必要」とする。

▶ 高齢者でワクチン接種しない人が多いと、重症化しやすいために病床を塞いで、医療崩壊につながり、今の閉塞状態から抜け出せなくなります。高齢者のワクチン接種は自身を守るだけでなく、日本を危機から守ることになります。（2021.02.21）

▶ 医療キャパシティが思うように上がらないなら、高齢者の自主隔離は必要です。多くの高齢者がワクチン接種できるまでは、何ヶ月か、頑張って我慢していただきたいです。（2021.04.17）

▶ 日の丸ワクチンを作る最後のチャンス｜木村盛世 https://hanada-plus.jp/articles/701 資本主義経済〔に〕おいても、今後の新たな感染

症流行下で、海外から買い続けられないかもしれない。また、大規模治験が出来ないと海外市場進出も難しくなる。（2021.06.17）
（リンク記事：Hanada プラス " 日の丸ワクチンを作る最後のチャンス｜木村盛世 "）

編集者注：〔　〕は補足。

6月17日投稿のリンク記事では、「自国でのワクチン開発力は必須である。しかし開発力だけでなく、日本において国産ワクチンのネックになっているのは、数万人単位の治験（臨床試験）を行える能力の欠如である。この能力に関して、日本は他の先進国と比較しても、また途上国と比較しても劣っている」と、ワクチン開発をめぐる日本の体制に警笛を鳴らしている。

　高齢者のワクチン接種を促す一方、若者の接種については慎重な意見をツイート。

▶新型コロナワクチン、重症化防ぐ一定効果ありそうです。一方、死亡含む副反応はよくわからないところで、打つメリットがデメリットより大きくない若年層については、ヒトでのリアルデータ蓄積して冷静に分析する必要あると思います。（2021.07.02）

　高齢者のワクチン接種率が高まってくると、2021年7月、イギリスについての記事をリンクしながら、人の流れを止める政策を批判、また、感染者数のカウントをやめるよう提案している。

▶新型コロナ：英、感染急増でもコロナ規制撤廃へ　死者・重症者抑制で：日本経済新聞　人の流れを止めれば感染は一時的に少なくなるが、社会経済が立ち行かなくなる。日本もよく考えて欲しい。（2021.07.06）（リンク記事：日本経済新聞「英、感染急増でもコロナ規制撤廃へ　死者・重症者抑制で」）

▶日本でも重症者数は減っています。感染がもっと多いのは、かかっても無症状が多い 20 代です。ワクチン接種も重症化しやすい高齢者の多くが打ち終えてきているのだから、いい加減感染者数のカウントはやめた方が良いと思います。（2021.07.06）

2022 年には 4 回目接種が行われる。3 月、「もうよいのではないか」。8 月、特に若い人に対して「デメリットを見極めよ」とツイート。

▶ワクチンの方向性は変わった。もう良いのではないか?"（2022.03.10）
（リンク記事：朝日新聞デジタル " 4 回目接種「ワクチン確保重要」尾身氏　イスラエルでは高齢者ら開始 "）

▶ワクチンは意味なし!?若い世代はデメリットを見極めよ!【正義のミカタチャンネル】コロナ専門家・木村もりよ先生　2022 年 7 月 30 日収録（2022.08.20）

編集者注：全文が配信動画のタイトル。

　8 月 20 日投稿で紹介の動画では、「政府がいま進めているコロナワクチンはケンタウロスやオミクロン株に効果があるのでしょうか」との質問に対し、木村氏はこう答えている。「重症化を防ぐ効果というのはいくつか報告されているので、ゼロではないと思います。ただ、感染予防効果に関して言えば、かなり低くなっているということが言えますので、もしも打つのであれば、重症化が心配な高齢者の方は打たれてもいいかなとは思います。ただ、それ以外の方に関しては、私は特に推奨するメリットをあまり感じないですね。特に若い世代においては（コロナに）かかってもまず重症化することはないので、逆に打ったことによって次の日に熱が出るとか、あるいは、体中が痛いとか言って学校とか 会社を休まなきゃ

ならないというデメリットを考えると、普通に（コロナに）かかってしまった方がいいんじゃないかと思います。」

## PCR（88件）

2020年2〜3月の段階で、「早期発見と重症化予防にはならない」ことや「偽陽性」および費用対効果の悪さについて指摘。

▶「どんな検査も、陽性と出た場合にも本当はそうでない、偽陽性（FP）がある。新型コロナウィルスのPCR検査も例外ではない。（2020.02.28）

▶取材しにきた記者さんから、「PCR検査により早期発見と重症化予防が出来るのか」と聞かれて、そうではない旨を説明。情報は様々なものがあり、どれを選ぶかは、個人の鼻（2020.02.28）

▶現在の検査能力からすると、PCRの検査自体年200万（65歳以上の1割）で健康保険の負担が全体で200億円。65歳以上全員では、2000億円。国民全体だと1兆2000億円。ワクチンは、インフルエンザ並（5000円程度）ならよいが、数万円以では国民全体では数兆円以上。国民皆保険の危機となる。（2020.03.03）

▶「検査をすることになった患者さんの多くは、軽症でも入院を要することになる。無症状あるいは軽症な人にまで検査を拡大すると、重症な患者さんの検査が後回しになる恐れが生じ、治療に割く時間が減ってしまうことに繋がる」日本環境感染学会のPCRに関する見解は最もと思う。（2020.03.09）

2020年4月7日に1回目の緊急事態宣言が発出。この日の木村氏のツイートでは、PCRの重要性を評価しながら「スクリーニングとして用いるものではなく、必要な時に行うもの」、同月17日

にはPCRをめぐる議論が医療崩壊や経済崩壊といった本質からずれている点を指摘。PCRを「増やして意味はない」。2021年7月、「PCR陽性＝感染者数の報道もやめたほうが良い」。12月、「今の日本に無用の長物」と、PCRの検査を漫然と増やす状況に反対を唱え続ける。

▶ 誤解されないよう申し上げたいが、私はPCR検査全否定していない。スクリーニングとして用いるものではなく、必要な時に行うもの。入院なしで診療できるようになれば、医療現場の負担も軽減されるだろう。また、PCRと抗体検査用いた感染者推計は今後重要性を増すと思う。（2020.04.07）

▶ PCRの議論やめてほしい。増やして意味はない。それどころか、医療崩壊、経済崩壊という本質的なことから逃げて、不毛な議論に焦点すり替えてるだけだと思う。（2020.04.17）

▶ 国内の発生状況など｜厚生労働省　重症者は減っている。ワクチン接種も進んでいることから、日々の新規感染者数（PCR陽性者）やめてはどうか。（2021.06.28）
　（リンク記事：厚生労働省 ” 新型コロナウイルス感染症の国内発生状況等について ”）

▶ PCR陽性＝感染者数の報道もやめたほうが良いです。PCR検査促進で潤って来た医療機関などは困るかもしれませんが。（2021.07.15）

▶ PCR検査してもしなくても治療法が一緒なら、検査自体は臨床的には確定診断の一材料に過ぎないです。むしろ疫学調査としての重要性の方が高いですが、残念ながら、ランダムサンプリングがされていない日本では、PCR検査はもはや、商業ベースでの展開以外、無

用の長物になりつつあります。（2021.12.13）

## マスク（76件）

　マスクに関して木村氏は、初期の段階から否定的。2020年2月、マスクよりも健全な心身の大切さを指摘。第1回目の緊急事態宣言（4月7日）の2日前に「行動自粛が最重要」。7月、マスクをつけないことによる諍いや「取締り」などの事象に警鐘を鳴らすとともに「マスク過信は危険」。2021年、マスク強要が長引くことを懸念。2022年から各国でマスク着用義務が撤廃されていく状況を引きながら、マスクを外せるよう呼びかける発信が増加する。

▶無芸大食の私は飲んで食べる事が、danceの次に、か、同様に大切。健全な心身を保つ事は、マスクや手洗いより重要だと思う。（2020.02.04）

▶医療依存が世界で最も高い我が国は、医療崩壊が国家の危機に直結する。高齢者の人との接触を避ける事が最優先だ。重症化、致死率が高い高齢者は人工呼吸器使用の確率も高くなる。大切な人達に人工呼吸器が使えない状況を避けるためにも、手洗い、マスクより行動自粛が最重要。（2020.04.05）

▶マスクしていないと諍い起こるなど、尋常でない。（2020.07.07）

▶マスク過信は危険である。予防効果は確立されていない。若年層はともかく、高齢者は重症化する確率高い。65歳以上においては、社会的距離を保つことを第一とし、それが出来ない、しない場合のリスクはご理解いただきたいもの。（2020.07.15）

▶スポーツクラブなどで、マスク外さない様、取締りみたいなところがあるときます。危険だと思います。（2020.07.21）

▶西村大臣の発言は問題。しかし、もっと酷いのは、新型コロナウイルスが若年層にとっては交通事故より死亡率低く、高齢者の予防接種が進んだ今、平常時に戻すべきという医学的発言をしない、分科会、医師会が問題視されないことにあると思う。（2021.07.14）

編集者注：「西村大臣の発言」とは、8日の発言を指すと思われる。298 頁以下参照。

｜ （自己の投稿を引用ツイートする形で以下）

いつになったら日常生活に戻れるの?子供たちに、いつまでマスクさせてるの?日本は最初から危機でもなかったのに、厚労省、分科会、医師会の体たらくで危機的状況なのを、誰も理解しないし、追求しないの????（2021.07.14）

▶イギリス、マスク強要しない!素晴らしい政治決断!（2022.01.20）

## 2 類 / 5 類 （67件）

2020 年 9 月の段階で 5 類移行を主張。2021 年 8 月以降、本格的に 5 類移行を主張し始める。8 月 23 日には、愛媛県の取り組みについて「このモデルが広がれば、5 類相当への議論がスムースに進むのではないか?」、また「2 類相当」は「足かせ」であり、「医療難民」を生み出していると批判。12 月には、もっと直接的に、隔離による感染症対策、実態と合わない 2 類を問題視。政府の方策を批判している。

▶『TV タックル』ビートたけし、新政権のコロナ対応に注文　感染症分類は「5 類でいい」｜ しらべぇ（2020.09.13）

（リンク記事：「『TV タックル』ビートたけし、新政権のコロナ対応に注文　感染症分類は「5 類でいい」」Sirabee エンタメ）

編集者注：リンク記事は北野武の「5 類でいいんじゃないか」という半分冗談の発言とともに、番組での木村氏の発言「2 類相当で扱うのは問題がある。このウ

イルス性疾患、ウイルス肺炎に関しては、重症者対応というのは皆同じなので、コロナだけ特別扱いしていても、医療機関としては非常に困る」をとりあげている。

▶感染症法5類への引き下げは、重症者が必要な医療を受けられない、という現状を改善する上で早急に必要です！動画アップしました。ご覧いただけましたら幸いです（2021.08.11）
（2023年11月現在、該当動画閲覧不可）

▶愛媛県が画期的な取り組みをしている。自宅療養中の軽症者でも、外来受診ができる。すなわち新型コロナを特別扱いしないで、具合が悪い時、心配な時は、外来診療を受けられる。このモデルが広がれば、5類相当への議論がスムースに進むのではないか？（2021.08.23）
　　｜　（自己の投稿を引用ツイートする形で以下）
1、2類相当の足かせがあるから、軽症者で具合が悪くなっても、保健所を経由して指定医療機関に入院という道筋しかない。だから、不幸な事例が後を絶たない。インフルエンザ程度の扱いにすることにより、新型コロナ医療難民とも言える人たちを救う確率が高くなる。（2021.08.23）

▶飲み薬も承認されたのだから、いい加減5類にさげたらどうか。時代錯誤の隔離停留を叫び続ける分科会も、「5類にさげると2類に戻すのが大変」との首相もどうかしている。（2021.12.03）

### ゼロコロナ（58件）

　「ゼロコロナ」が初めて木村氏のツイートに現れるのは2021年3月。「ゼロコロナ」政策に関しては終始一貫して批判。5月、感染症の基本原則からして、「ゼロ」はありえず、ましてや、無症状の人をPCRで捕まえる発想自体に無理があると、日常に戻るための発信を展開。6月には尾身氏などを名指しで批判している。

▶日本の国民はどこの国民よりもがんばっている。「ゼロコロナ」はムチャクチャだし、もう緊急事態宣言は解除すべきだ 厚労省の元医系技官・木村盛世氏（ABEMA TIMES）（2021.03.05）

▶ **高橋洋一（嘉悦大）** 日本はこの程度の「さざ波」。これで五輪中止とかいうと笑笑（2021.05.09）

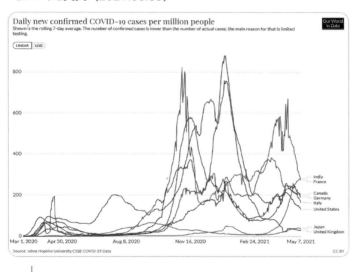

**木村**　ほんこんさんの頭の良さは、「感染症の流行は山を描く」ということを当初から理解していることだ。言い換えれば、感染症は多くの人が罹ったりワクチンを打つなどして免疫を持たない限り収束しないということだ。それが感染症の基本原則であるので、厚労省、分科会の目指すゼロコロナは無理がある。（2021.05.17）

編集者注：この日は「一般ライブ【マンデーバスターズ】ほんこん×髙橋×門田×和田×木村」が公開された。2023 年 11 月現在、動画閲覧不可。

内閣参与・高橋洋一嘉悦大教授による５月９日の上記ツイートは

大きな批判を浴びた。

その後、木村氏は動画「正義のミカタチャンネル【ABC テレビ公式】」で高橋と共演（「『さざ波』発言で炎上した高橋洋一内閣参与が発言の意図を解説！木村もりよ先生とコロナ対策の未来を真剣討論！」5 月 15 日収録、16 日配信）。

番組中、「さざ波」の元ネタが木村氏であることが明らかにされている。高橋の発言は「『正義のミカタ』で〔木村氏が〕何回も言ってるじゃない。だいたい、『正義のミカタ』を東京でやらないからこういう誤解を生むんだよ」。

上記のネット配信番組はどこでも見られるが、「教えて！ニュースライブ 正義のミカタ」は朝日放送テレビ（ABC テレビ）のニュース情報番組で、近畿地方を中心に西日本でしか放映されていない。高橋氏はレギュラーコメンテーター。木村氏は医療がテーマのときに出演。

高橋氏は、同月 21 日、さらに「日本の緊急事態宣言といっても、欧米から見れば戒厳令でもなく『屁へみたいな』ものでないのかな」とツイートし、ふたたび炎上。5 月 24 日に内閣参与を退いた。

▶症状が出る前に 40% 以上の人が他人に感染させているという感染症において、無症状の人を PCR で捕まえて、ゼロコロナを目指すという発想自体無理がある。（2021.05.24）

▶分科会尾身会長など、ゼロコロナを目指してきた人たちは、「100 年に一度の自分らの舞台が無くなってしまうのが嫌だ！」、と必死に抵抗しているように感じる。この馬鹿げた演出の為に多くの国民は犠牲を払ってきたことは、眼中になさそう。（2021.06.18）
（リンク記事：現代ビジネス " 西浦博教授が緊急報告 " 五輪のリスク " 議論の背後にある「最大の問題」"）

## 自粛（46件）

　木村氏はコロナ禍初期から自粛には懐疑的である。2020年3月、集会などの自粛について、感染ピークをずらすために自粛を許容するが、短期間でやめるべきと発言。ただし、高齢者については、やはり短期間と限定した上で行動自粛が命を救うとして推奨。マスクよりも行動自粛が効果あると強調。一方、若者は、死亡率が低いとして自粛の必要はないとしている。さらに経済活動の自粛による自殺や孤独死などの問題も併せて指摘している。

　2021年以後は、緊急事態宣言＝「自粛」は、コロナの脅威ではなく、「日本の脆弱な医療体制を守るためです」と厳しく批判。

▶学校閉鎖や集会の自粛などが感染症流行のピークをずらしたり、なだらかにする効果を全否定出来ない今は、行うしかない。6月に肺炎患者数が激減する今までのデータから、ピークをこの時期にずらす事が医療資源のダメージを最低限に抑えるとすれば、4月には止めるべきだろう。（2020.03.07）

▶イタリアのような命のtriageは出来る限り回避したい。故に、高齢者には行動自粛徹底して頂きたい。自分と国を守るために、何ヶ月間かは。（2020.03.26）

▶（再掲）
医療依存が世界で最も高い我が国は、医療崩壊が国家の危機に直結する。高齢者の人との接触を避ける事が最優先だ。重症化、致死率が高い高齢者は人工呼吸器使用の確率も高くなる。大切な人達に人工呼吸器が使えない状況を避けるためにも、手洗い、マスクより行動自粛が最重要。（2020.04.05）

▶若い世代の自粛は必要ないと考えます。なぜなら死亡率が極めて低いからです。高齢者にうつすと重症化しやすいため、そうした世代へ

の社会的距離を保つ取り組みは必要です。（2020.06.11）
（他者コメントへの返信）

▶病気は新型コロナウィルスだけではない。本来なら助かったかもしれ
ない疾患や、経済活動自粛による、自殺、孤独死、餓死などが増え
る恐れがある。（2020.06.16）

▶経済自粛は出来る限り避けるべき。病気は新型コロナウィルス
だけではない。また、資本主義がとまる怖さは計り知れない。
（2020.06.28）

▶繰り返しになりますが、緊急事態宣言（自粛）は、新型コロナが
SERS.MERS の様な致死性の高いウィルスであるからではなく、欧米
と比してさざ波程度の重症者対応もままならない、日本の脆弱な医療
体制を守るためです。（2021.05.27）

## 緊急事態宣言 (43件)

　2020年3月、緊急事態宣言を専門家会議に諮るという「平時対
応」を批判。4月、第1回緊急事態宣言を出すにも、死亡者数の状
況からみて反対論。8月、医療の仕組みを整えることが重要であっ
て、安易に緊急事態宣言を出し、しかもそれを繰り返すことを戒め
ている。

▶特措法云々より、検疫法と感染症法の2つがあり、有事であっても
平常時と同様の対応されているのが根本的な問題。早々に法律改正
しないといけない。緊急事態宣言を専門家会議に諮るにもこんな悠
長にやっているのでは、緊急事態ではないと言う事。有事の概念皆
無。（2020.03.10）

▶一日での死亡者数が数名で増加傾向も見られてない。この状況で緊

急事態宣言だしてはいけない。今はとにかく、医療現場、とくに感染症病棟負担を軽減させること。重症でない人は自宅かホテルなどに移して健康監視し、今後必要な病床数を確保しないといけない。（2020.04.01）

▶ 今週の # 週間〔刊〕現代は酷い！「緊急事態宣言は間違い」など、発言していない。こうした事が起こると、掲載誌に対する信頼が揺らぐ（2020.05.08）

編集者注：〔　〕は補足。

▶ 厚労省のオペレーション悪すぎ。早急に指定感染症から外して、軽症者退院させ、重症化しやすい人を地方自治体超えて搬送する仕組みを整えないと！新型コロナ以外での人命も救えなくなってしまう。そんな努力もしないで、安易に緊急事態宣言など口にしてはいけない。（2020.08.04）

▶ 東京都の人工呼吸器装置数４月24日89件、ら８月３日26件。この程度で緊急事態宣言出すとすれば、４か月に１度程度、何年にもわたり継続的に出すことになる。これでは社会経済的に死んでしまう。（2020.08.06）

　2021年１月から３月にかけて、２回目の緊急事態宣言が出されるが、この時期以降は軽微な感染状況を背景に、経済的な落ち込みを問題視し、「もう緊急事態宣言は解除すべきだ」（2021.03.05）と明確に反対論（投稿全文は「ゼロコロナ」参照）。さらに、「緊急事態宣言（自粛）は……日本の脆弱な医療体制を守るため」（2021.05.27）と手厳しく批判（投稿全文は「自粛」参照）。

## オリンピック（31件）

　2020年２月26日、厚生省の発表に基づき、「中止やむを得ない

かも」とツイート。同年 8 月「オリンピックも可能かも」。

▶個人的には期待していた東京オリンピックだが、この発表みて、これ以上国家にダメージを与えない為にも、中止はやむを得ないかも（2020.02.26）
（リンク記事：厚生労働省「新型コロナウイルス感染症対策の基本方針の具体化に向けた見解　2020 年 2 月 24 日　新型コロナウイルス感染症対策専門家会議」）

▶Michael Mina, MD, an assistant professor of epidemiology at Harvard T.H. Chan School of Public Health らによれば、新型コロナウィルスは無くならないかもしれない。それは、従来の風邪ウィルスとあまり変わらないから。（2020.07.31）
｜　（自己の投稿を引用ツイートする形で以下）
この仮説が正しいならオリンピックも可能かも。そうあって欲しいと思う。（2020.08.02）

　結局オリンピックは翌年に延期となる。2021 年 7 月、オリンピック直前には、木村氏は「オリンピックを楽しもう」に賛同。

▶現役医師「ゼロコロナは永遠にやってこない。だからオリンピックを楽しもう」（プレジデントオンライン）- Yahoo! ニュース 私は長尾先生のこの論説が、今やるべき事を最も的確に示していると思います。（2021.07.10）
編集者注：プレジデントオンライン該当記事の執筆者は大和田潔（医師）であり、「オリンピックを楽しもう」も同氏の結論。ただし、記事中に長尾和宏のインタビュー「『開業医に治療を拒否できないように』日本一コロナ患者を診た『町医者』が語る日本医師会の問題」（デイリー新潮）が紹介されている。

## ロックダウン（11 件）
　世界各地で「ロックダウン」が叫ばれる中、木村氏は 2020 年の

段階からロックダウンについて慎重論。4月、医療体制の構築が最優先であるとし、6月にも、個人の自由や幸福、経済的損失などを鑑みて、有効性に疑問の残るロックダウンに批判的。

▶ ニューヨーク知事が要請しているように、感染者数が少ない地方自治体から、東京や大阪の医療関係者が応援に行かれるなど、医療全体として現場が動きやすい環境を整えることが最優先。ロックダウンなどという言葉を振り回す時期ではないと思う。（2020.04.01）

▶ 個人の自由、幸福度の犠牲、社会経済の損失を鑑みても、国家感染症危機管理として有効性が確認された場合のみ、ロックダウンや国境閉鎖などの措置が行われるべきだと思う。（2020.06.24）

▶ 病床数増やさず、開業医は新型コロナ、診たくないから診ない。この状況でロックダウンとは意味不明。（2021.08.20）

## Go To （6件）

2020年11〜12月にGo To関連の記事をツイート。記事中には、木村氏の「Go Toを止めるべきでない」とする意見が掲載されている。

▶ コロナ感染者増 " 第3波 " でも…「GoTo」止めるな！　識者「重症者対応の努力せずに経済止める議論は本末転倒」- zakzak：夕刊フジ公式サイト　ご一読頂ければ嬉しいです！（2020.11.16）
編集者注：記事中、木村氏の意見として、「『GoTo』を止めれば、経済が再び干上がってしまう。国がやるべきなのは民間医療機関に対するコロナ手当の支給や自治体間での患者輸送の体制整備だ。自粛の議論を先行させるのは怠慢としかいいようがない」

▶ どうなる東京？　菅首相 Vs 小池都知事「GoTo」でバトル　大阪と札幌は " 除外 " も…　識者「東京止めれば日本経済に関わ

り五輪開催も夢に」https://zakzak.co.jp/soc/news/201124/pol2011240004-n1.html via @zakdesk お読みいただければ幸いです。（2020.11.24）

▶「GoTo」は本当に悪なのか　米韓も増加傾向類似、森田洋之氏「経済的な犠牲者を出すことも医療の目的に反する」
　コメント致しました　ご覧くださいませ（2020.12.16）

編集者注：記事中の木村氏のコメント「医療崩壊すれば社会が崩壊する。『GoTo』の問題だけにとらわれていては医療崩壊は防げず、経済と共倒れになりかねない。重症者対応は高齢者保護とほぼ同義だ。高齢者と非高齢者を区別し、非高齢者には日常の生活を、高齢者が在宅でも快適に過ごせる宅配サービスの充実などを行政が率先して取り組むべきだ」（zakzak by 夕刊フジ、2020.12.17））

## 3密（4件）

　2020年4月、1回目の緊急事態宣言の頃から、「3密」「クラスター封じ込め」にこだわり、大規模抗体検査を避け続けたり、経済活動をとめることを批判している。

▶三密、クラスター封じ込めにこだわり、大規模抗体検査を避け続けるのは、感染の実情から目を背けたいだけではないか。（2020.04.22）

▶市中感染が相当数ある中、クラスター、三密は古すぎる。高齢者、基礎疾患を持つ人達がリスクであるが、40代未満は重症化リスク少ない。新型インフルエンザより致死率低いと想定される感染症に対して経済活動とめる意味はあるのか。（2020.04.30）

## ソーシャルディスタンス（4件）

　一定の効果は認めているが、「経済活動を止めない程度に」と。

▶今までの自粛が効果あれば、今後感染者数が増えるかもしれません。現在のところ、経済活動を止めない程度にソーシャルディスタンシング継続して良いのではないでしょうか。（2020.06.20）

（他者コメントへの返信）

▶兎にも角にも系統だったデータ不足。わかっ〔て〕いるのは、大多数にとっては風邪やインフルエンザと同等。しかし、65歳以上の高齢者は重症化しやすい。ソーシャルディスタンシングは感染予防効果ありそうだがマスクは不明。どういった状況で感染起こりやすいかはよくわからない。（2020.07.18）

編集者注：〔　〕は補足。

## 8割（3件）

3件ヒットしたが、「人と人の接触8割削減」の文脈ではなかった。

# 大木隆生
## （Twitter 投稿）

## 人物

　大木氏は東京慈恵会医科大学の血管外科医。全米№1の称号とされる『ベストドクターズ in NewYork』に4年連続選出された経歴を持つ。「神の手を持つ医師」とも呼ばれる（日刊ゲンダイ 2021.01.18）。

　2020年6月18日に安倍晋三首相と約1時間30分にわたって医療体制や緊急事態宣言の在り方について議論をし、続く菅義偉首相とも2021年1月16日に約1時間、医療人材や病床を確保するための方策をめぐって意見交換する。その内容は「大木提言」と称される。「新型コロナクライシスに対する大木提言」（2020.05.07）はネット上で公開されているので誰でも閲覧可能（2023年11月現在）。21ページにわたるレポートだが、主旨は「日本人は新型コロナに対して強く、したがって日本では欧米右ならえではなく、財政支援により医療体制を強化する事で受け皿を大きくし、その分、医療崩壊レベルを上げたうえで、基本的感染対策のみ励行し、社会経済活動はほぼ通常通り営む」（p21.「大木提言への追記 2020-6-18」より。）

　「大木提言」の内容を一般の人々にわかりやすく提供したのが、『週刊新潮』2021年1月21日号の記事「『医療崩壊はしていない！』『神の手』外科医が訴える『コロナの真実』」である。

　しかし、翌週発売の『週刊文春』1月28日号では「"医療崩壊否定"教授の正体」と題して、過去の事件を蒸し返される形で大木氏はバッシングを受ける。

## 大木隆生 Twitter 投稿とその傾向（概要）

　大木氏はコロナ関連の発信を、Twitter・Facebook・YouTube を主な媒体として行ってきた。本調査では、最も投稿量の多い Twitter に焦点を当て、対象期間の全投稿を記録。本書では、その一部を紹介する。

　アカウント名は「大木隆生 Takao Ohki, MD」。フォロワー数は 3.4 万人（2023 年 11 月現在）。対象期間における Twitter への全投稿件数は 999 件（リツイートは除く）。

　調査対象期間において、ツイッター投稿はほとんど 2021 年に集中している。大木氏が菅総理と意見交換した 1 月が 183 件と最も多く、同年後半にかけて減少する。2021 年以外の年はほぼ月一ケタ。例外は、2022 年 7 月で、安倍首相が遊説中に銃撃され死亡した事件や参議院議員選挙に関連したツイートが多い。

大木氏の月別投稿数

| 年 | 月 | 投稿数 |
|---|---|---|
| 2019 | 12 | 0 |

| 年 | 月 | 投稿数 |
|---|---|---|
| | 1 | 0 |
| | 2 | 0 |
| | 3 | 0 |
| | 4 | 0 |
| | 5 | 0 |
| 2020 | 6 | 2 |
| | 7 | 4 |
| | 8 | 0 |
| | 9 | 0 |
| | 10 | 0 |
| | 11 | 5 |
| | 12 | 1 |

| 年 | 月 | 投稿数 |
|---|---|---|
| | 1 | 183 |
| | 2 | 66 |
| | 3 | 130 |
| | 4 | 173 |
| | 5 | 178 |
| 2021 | 6 | 62 |
| | 7 | 12 |
| | 8 | 46 |
| | 9 | 30 |
| | 10 | 8 |
| | 11 | 2 |
| | 12 | 0 |

| 年 | 月 | 投稿数 |
|---|---|---|
| | 1 | 0 |
| | 2 | 0 |
| | 3 | 8 |
| | 4 | 0 |
| | 5 | 0 |
| 2022 | 6 | 0 |
| | 7 | 71 |
| | 8 | 0 |
| | 9 | 1 |
| | 10 | 6 |
| | 11 | 0 |
| | 12 | 4 |

| 年 | 月 | 投稿数 |
|---|---|---|
| | 1 | 0 |
| | 2 | 7 |
| 2023 | 3 | 0 |
| | 4 | 0 |
| | 5 | 0 |

| 全投稿数 | 999 |
|---|---|

## キーワード別発言

| 位 | 共通キーワード | 件数 |
|---|---|---|
| 1 | ワクチン | 93 |
| 2 | 2類/5類 | 65 |
| 3 | 緊急事態宣言 | 56 |
| 4 | 自粛 | 36 |
| 5 | PCR | 32 |
| 6 | オリンピック | 28 |
| 7 | ゼロコロナ | 18 |
| 8 | マスク | 7 |
| 9 | ロックダウン | 6 |
| 10 | 8割 | 4 |
| 11 | Go To | 2 |
| 12 | ソーシャルディスタンス | 2 |
| 13 | 3密 | 1 |

## ワクチン（93件）

　2021年1月、「リスクを抱えている施設・病院職員は接種すべき」としながら、広く接種すべきかどうかに関しては懐疑的。4月15日、「日・英・イスラエルの新規陽性者数」の変化を見て、「ワクチンを軽視できない」とするが、基本的な考え方は同月29日の長めのツイートにまとまっている：世界から汚染国のレッテルを貼られないためには、「接種したい人には国として十分なワクチンと接種体制を提供」するのがよい（2021.04.29）。背景には、新型コロナウイルスの流行によって、一時期、国際的な移動・輸送が麻痺したが、人的移動が再開された後もワクチン接種証明書（ワクチンパスポート）の提示を求める国が多かったことがある。

▶ワクチンの功罪、広く接種すべきか否かに関しては議論の余地があります。
　ただ、一般市民はともかく、クラスターリスクを抱えている施設・病院

職員は入居者を守るために、それと 2 類外しのきっかけとするために接種すべきではないかと感じています。（2021.01.31）

▶ 2020 年 5 月に執筆した大木提言の初版から 2021 年 1 月の更新版までその主たる根拠は 1）欧米に比べて PCR 陽性者数も死者数も数十分の一である、2）対コロナ医療体制も欧米の数分の一、である事でした（図 1）。従って、脆弱な医療体制を強化すれば日本独自の経済との両立路線を実現できると。（2021.04.15）

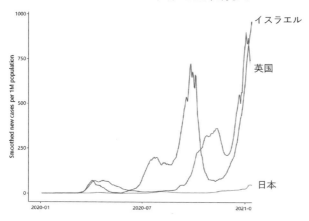

人口100万人当たりの新規PCR陽性者数
2020年1月〜2021年1月まで

| （連続ツイート）

この考えは今も変わりませんが補足が必要です。それはワクチンの位置づけ。提言の中でワクチンには言及していませんでしたが、この日・英・イスラエルの新規陽性者数をみるとワクチンを軽視できないと考えざるを得ません（図 2）。（2021.04.15）

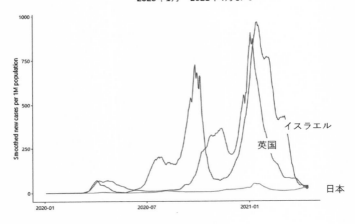

人口100万人当たりの新規PCR陽性者数
2020年1月〜2021年4月まで

　　|　（連続ツイート）

英国・イスラエルがこの時期にロックダウンなどの措置を取っていた
事を考慮しても、ワクチン摂取率世界1，2位の2国の感染状況が
日本を逆転した事は衝撃的です。「新コロに弱い欧米人＋ワクチン済
み」は「コロナに強い日本人＋ワクチンなし」より有利な立場になる
かもしれません。

（2021.04.15）

▶「この流れは止められない。好き嫌い・信条にかかわらずアレルギー
　などの事情で NG の人以外はワクチン接種を検討した方が良いでしょ
　う（「うつべし」は誤表現で謝罪し撤回します）」（2021.04.29）

　　|　（連続ツイート）

この心は1）世界でワクチンパスポートが普及した際に日本が汚染国
とのレッテルを貼られる、海外に行きづらくなり世界から取り残される、
2）風邪のちょっと悪いヤツの為に3度も緊急事態宣言を発出せざる
を得ない世論と過度の萎縮マインドの蔓延，の2点を克服するにはワ
クチン普及が打開策と考えるから．（2021.04.29）

｜（連続ツイート）

ただし、補足したいのは、2）のいわゆるコロナ脳の人たちが我先にと接種するだろうし、この思想の人たちはマジョリティなので、ワクチンに対して不安・疑問を抱いている人は接種しなくても日本全体としては非汚染国レベルに達し、1）を克服できるのでオッケーです。（2021.04.29）

｜（連続ツイート）

ただ、接種したくてもアレルギーなどでできない人もいるので汚染国レッテル・鎖国を免れるためには政府としては積極的な姿勢をとらざるを得ないでしょう。世界がワクチンパスポートに舵を切る事を止める術は僕らにないけど、国内でその概念を導入する事はナンセンスなので強く反対します！（2021.04.29）

｜（連続ツイート）

だって風邪のちょっと悪いヤツだし、新コロ抵抗性があるために国内の陽性・感染レベル（国民の0.3%）は欧米と比較にならないほど穏やかなので、日本における遺伝子ワクチンの害と益のバランスは現時点で未知だから。（2021.04.29）

｜（連続ツイート）

つまり自己責任で接種したい人には国として十分なワクチンと接種体制を提供し、一般人より一層安全性・有効性が不明な子供・若年者、そして接種を望まない人は様子見姿勢で、データが出揃い、ワクチンが世に余った時点でゆっくり検討すればよいでしょう。

それと、大木提言の柱である ,,（2021.04.29）

## 2類／5類（65件）

「医療崩壊」が連日報じられ、再び緊急事態宣言となった2021年1月、大木氏は「医療崩壊はしていない」と断言（『週刊新潮』1月21日号）。この段階で、「第2類感染症のダウングレードは議論の余地がある」としながらも、2類指定に懐疑的。2〜3月はコロナ政策にポリシーがないことを批判。8月には「2類相当が不適当

な事は明白」。

▶はい、第 2 類感染症のダウングレードは議論の余地があるので、当
面は引っ込めます。ただ、医療従事者へのワクチン接種がなされたタ
イミングでフレッキシブル運用を開始したらよいと思います。少なくとも
医療の効率が悪すぎるので未来永劫、第 2 類という訳にはいきませ
ん。（2021.01.24）

▶参議院予算委員会でのプレゼンと意見交換会が終わりました（日本
初のオンライン委員会）。約 90 分有意義なディスカッションができまし
た。
僕の論点は 1）ゼロコロナ vs ウィズコロナポリシーを決めないと詳細
が決まりにくい（封じ込め思想、2 類指定、PCR 社会的検査、非事
宣言解除の是非など）、（2021.02.16）
　　｜　（連続ツイート）
2）医療崩壊回避のための民活とそのための規制緩和（多くの場合
各地保健所がボトルネック）とワイズスペンディング（空床補償期間
の明言とコロナ対応医療従事者への報償）、3）欧米でのワクチン接
種が看護師中心・ボランティアで進められている実情紹介、などでし
た。（2021.02.16）

　第 2 回緊急事態宣言解除された 3 月 21 日、長めのツイートの中
で、「大事なのは基本的ポリシーを明確にする事」であるとし、「ゼ
ロコロナであれば 2 類感染症指定が適当だし、緊急事態宣言を繰り
返す必要があり、大規模社会的 PCR 検査が必要で、コロナ病床を
過度に増やす必要は」ないが、「ウィズコロナでは……新規感染症
数抑制いわんや封じ込め、社会的 PCR 検査は不要」「医療の足か
せとなる 2 類感染症指定もウィズ路線にはそぐ」わないとしている
（2021.03.21）。（該当部全文は 228 頁参照。）

▶ 最新の新規感染者と死亡者数統計で日本のコロナ死亡率が 0.12％
と極めて低い事が判明。SARS15％, エボラ 50％ が属する 2 類相
当が不適当な事は明白。しかも都モニ他リング会議指摘の通り陽性
者数がもっと多いなら（当前だが）、死亡率はさらに低下するので一
層、季節性インフルに近づいてきた。（2021.08.20）

編集者注：〔 〕は補足。

｜ （連続ツイート）

,,, 当初からそうだったのか、ワクチンで高齢者が守られたお陰なの
か、いずれにしても 5 類相当だし、経済 , 文化 , 精神の健全性と若
者を犠牲にする正当性はない。これは 2020 年 5 月発表の大木提言
からずっと言っている事です（2021.08.20）

## 緊急事態宣言（56 件）

　2021 年 1 月、「大木提言」をもって首相と会談したり、炎上覚悟
で『週刊新潮』で持論を展開したりしたが、同月末発表された、国
民の 9 割が緊急事態宣言の延長を望んでいるとの世論調査に「僕の
活動の原点は、国民が望んでいない緊急事態宣言の無駄な延長を回
避する事でしたが、独りよがりだった模様」と失望の念を示す。と
もあれウィズコロナの姿勢は一貫していて、3 月 21 日、緊急事態
宣言解除にあたっては「安堵しています」「益と害のバランスが悪
い緊事宣言は「真の医療崩壊」が起こらない限り発出すべきではあ
りません」とツイート。

▶ 僕は緊急事態宣言およびその延長が飲食業、旅行業に過度のしわ寄
せが集中し、経済が無駄に停滞する、そしてそれは多くの国民が望
むところではないと思って 1 月 5 日に大木提言を発表し官邸に提出
しました。（2021.02.02）
（リンク記事：日本経済新聞 "緊急事態「延長を」9 割　世論調
査、内閣支持率横ばい 43％"）

｜ （中略　連続ツイート）

受け皿の拡大をすることで医療崩壊を招く事なく「コロナとの共生」を図るべきと主張してきました。つまり、これまでは医療の受け皿が「おちょこ」程度の大きさしかなかったのですぐに蛇口を閉める緊急事態宣言・過度の自粛が必要だったけど、おちょこを（2021.02.02）

　　｜　（連続ツイート）

コップ、バケツへと強化すれば、安全にアクセルとブレーキを同時に踏むことができると言うものです。

しかし昨日の日経朝刊では、国民の９割が緊急事態宣言の解除どころか延長を望んでいるとの世論調査結果が。。。僕の活動の原点は、国民が望んでいない緊急事態宣言の無駄な延長を回避する事でしたが、（2021.02.02）

　　｜　（連続ツイート）

独りよがりだった模様。この期に及んでも９割が非常事態をエンジョイしているようなら僕もあまりムキになる必要がないのかもしれません。（2021.02.02）

▶尾身会長は５日衆院予算委員会で「コロナ感染の年内の終息は見込めない、年内に人口の６、７割がワクチン接種を受けると仮定しても今年の冬までは感染が広がる。さらに１－２年たち、インフルエンザのようにそれほど不安感がなくなれば終息となる」と答弁。（2021.03.05）

　　｜　（連続ツイート）

→　だったら２週間の緊急事態宣言は無意味では？

菅総理の「２週間で収束」と矛盾。だったら早くウィズコロナ・ポリシーを明確にし医療体制強化に舵を切り緊急事態宣言を即刻解除すべき。だったら下げ止まりとか高止まりとか言わないでほしい。年内接種6-7割は夢のまた夢、それが実現できたとしても（2021.03.05）

　　｜　（連続ツイート）

感染は年単位。だったら今後いったい何回緊事宣言を繰り返すつも

りなのか?だったら大木提言を全面採用してほしい。(2021.03.05)

▶ 以前好評だった各国の人口 10 万人当たりの新規感染者数推移のグラフをアップデートしました。ドイツ、英国、米国ですら医療崩壊していないのに、どうしてこの"さざ波"で日本で医療崩壊が起こるのか?不思議でなりません。また、こうして各国と比較をすると日本特有の状況が理解できますし、(2021.03.13)

### 各国の10万人当たり新規感染者数推移
(2020年1月 - 2021年3月13日、WHOデータから作成)

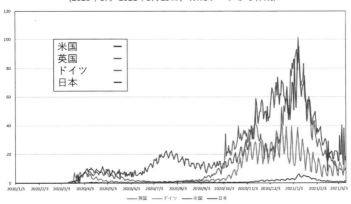

| (中略)

だからと言ってダラダラと自粛できないのでリバウンド対応できる様に医療の受け皿を拡充しウィズコロナ路線を宣言すべき。なお日本の病床の内コロナに活用しているのはわずか 3-4% 程度。益と害のバランスが極めて悪い緊急事態宣言の継続リスクが高まっている今こそ日本の状況を理解し正しく恐れるべし(2021.03.13)

| (連続ツイート)

ワクチン接種率にかかわらずコロナ対策が長丁場になる事は当初から明白。従って、いかなる対策も持続可能か否かが極めて大事で、効果的だけどサステイナブルでない施策はダメです。この観点からも日

本で緊急事態宣言を発出する事は得策ではなく、だから2度と発出すべきでないと大木提言に記載した次第（2021.03.13）

▶緊急事態宣言のために、卒業式も部活も遠足も各種イベントもできない今の学校生活はどう考えても不健全で、将来に大きな禍根を残す事が危惧されます。大人の都合で子供たちの心が病み健全な成長を阻害する事は何としても回避すべきと思います。（2021.03.16）

▶緊急事態宣言が今夜解除されます。つい最近まで分科会・厚労省が解除延長の方針でしたので安堵していますし、このTwitterのフォロワーの皆さまが声をあげ、拡散してくれたおかげと感謝しています。ツイートによっては100万人以上が閲覧してくれたものもあるので多少なりとも（2021.03.21）

　　｜（連続ツイート）

解除の判断に影響があったでしょう。また、政府がリバウンド防止策として掲げた5つのポイントは医療体制強化を含め大木提言と矛盾しない内容ですので個人的にはハッピーです。

ただ、不満なのは感染症対策において大事なのは基本的ポリシーを明確にする事であるにもかかわらず未だに日本の基本戦略が（2021.03.21）

　　｜（連続ツイート）

明確ではない点です。つまり、ゼロコロナなのかウィズコロナなのか？です。ゼロコロナであれば2類感染症指定が適当だし、緊急事態宣言を繰り返す必要があり、大規模社会的PCR検査が必要で、コロナ病床を過度に増やす必要はありません。一方、ウィズコロナでは「救えるはずの命が救えない」という事態（2021.03.21）

　　｜（連続ツイート）

さえ回避できれば新規感染症数抑制いわんや封じ込め、社会的PCR検査は不要で、必要なのは基本的感染対策とコロナ病床確保です。また、医療の足かせとなる2類感染症指定もウィズ路線にはそ

ぐいません。

厚労省、医師会、分科会、専門家会議は終止ゼロコロナポリシー路線でしたが、感染者が僅かとはいえ（2021.03.21）

　｜　（連続ツイート）

増えているこの局面での解除は彼らもウィズコロナを受け入れたと解釈できます。であるならば、政府はそれを明確に打ち出してほしいです。そして上記のようにウィズコロナと矛盾しない政策を推し進めるべきです。（2021.03.21）

　｜　（連続ツイート）

最後に益と害のバランスが悪い緊事宣言は「真の医療崩壊」が起こらない限り発出すべきではありません。忘れてはならないのは1回目の緊事解除の際は都の新規感染者を7名まで下げたのに2か月後には第2波が到来したと言う事と、緊急事態宣言なしに乗り越えたと言う事実です。

重ねて皆様に感謝します（2021.03.21）

▶ 現在、都内の病院にある約10万のベッドの約3万は空床。しかもコロナに協力している病院・開業医は限定的。なのに医師会も分科会も軽々しく医療崩壊、緊急事態宣言！と言うので、僕は長丁場である事を念頭に医療体制強化した上でサスティナブルなウィズコロナを主張してきたのです。その結果、村八分 ,,,（2021.09.11）

## 自粛（36件）

　2021年、医療の受け皿が小さかったから「すぐに蛇口を閉める緊急事態宣言・過度の自粛が必要だった」と医療の拡充を主張（2021.02.02）。いつまでもだらだらと自粛を続けるのではなく、コロナは無くならないという認識のもと、ウィズコロナへの転換をのぞむ（2021.03.13）。（以上、引用は上記「緊急事態宣言」参照）

　4月、ワクチン接種も「過度の自粛」を改善する手段の一つと位置づける投稿をしている。

▶パスポートの流れに加えて、国民の自粛・萎縮メンタリティ改善の為にもワクチンは有用。医学的な意味では、死因36位の病気に躍起になる必要はない、と考えるのが妥当です。正義、正解がいつも勝つわけではないと思います（2021.04.29）

▶はい、過度の自粛・萎縮の氷解は、世界から日本が排除されないことと並んで穏便な範囲（体質・病状などから無理な人はうたない）でのワクチン推進の動機です。（2021.04.29）

## PCR（32件）

　ウィズコロナを目指す場合には、無症状の人にも検査するような「社会的PCR検査」は不要と主張（2021.03.21）（「緊急事態宣言」の項参照）。あくまで死者数が問題であり、PCR陽性者で政策を行うべきではない（2021.07.30）と。

▶正しく恐れることと、PCR陽性者が増えてもOKな医療体制の構築が大木提言の骨子で、それを過去1年間、勇気を出して発信し、安倍・菅さんにも提言しました。でも結果3度目の緊事宣言、そしてワクチンパスポートという流れ。刃折れ矢尽きたので現実的な対処法を模索中。不安があれば接種しないでください（2021.04.29）

▶僕の懸念は感染率、陽性者数ではなく、ワクチン接種率で汚染国か否かを世界各国が規定してしまうことです。
それに僕も無症状者へのPCR検査はやるべきでないと考えますが、日本の感染症専門家、分科会、メディアがそれを許さないでしょう（2021.04.29）

▶新コロ対策の要諦は当前ですが死者数を減らす事。その為にはICUを確保、使用率をモニターし余裕があればPCR陽性数はほぼ無意

味（大木提言）。過去 1 年の東京の PCR 陽性数と死者数を比較すると一目瞭然。燃え盛る都では現在死者数ほぼゼロ / 日に。何の為の自粛 / 緊事宣言か目的を見失わないでほしい（2021.07.30）

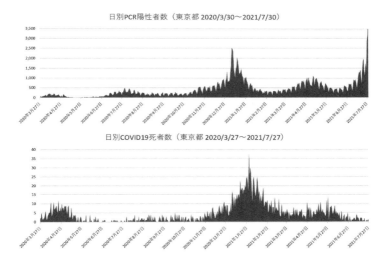

日別PCR陽性者数（東京都 2020/3/30～2021/7/30）

日別COVID19死者数（東京都 2020/3/27～2021/7/27）

## オリンピック（28 件）

2021 年 5 月、「限定的な形のオリパラで、医療体制を強化すれば両立できる」。「オリパラが 200 人程度募集したスポーツドクターに約 280 人の応募があった」ことは、医療逼迫が「医療逼迫が局地的・特定診療科的であることの状況証拠」とし、オリンピック開催は問題ないという考え方。

▶緊急事態宣言の効果は限定的である一方、経済苦、自殺増、精神・文化荒廃などの副作用は明らかです。　オリンピックをやって死者が増えると考えていたら、即刻中止を主張します。限定的な形のオリパラで、医療体制を強化すれば両立できると考えています。無論、命＞オリパラです。（2021.05.01）

▶オリパラが 200 人程度募集したスポーツドクターに約 280 人の応募があったと。

→これも、医療逼迫が局地的・特定診療科的であることの状況証拠。今年 1 月の週刊新潮の記事以来、余裕のある医師・病院が多数あり医療逼迫状態にない事を説明してきましたがいい加減信じて！（2021.05.11）

　　　｜　（連続ツイート）

通常医療、つまり感染症科、呼吸器内科や集中治療・救急以外の、コロナ患者をメインに診療していない日本の医師（全体の 90％超）は例年より暇だから当然応募が殺到する。それはコロナ診療に参画していない多くの民間病院も同じ。（2021.05.16）

　　　｜　（連続ツイート）

医療崩壊が診療科・病院限局的であり、日本国全体としては余裕がある証左。だから、、、医療体制を強化し害と益のバランスが悪すぎる過度の自粛を緩和すべき。

オリンピック中止を倒閣の機会と捉えている勢力にはイタタッ！（2021.05.16）

## ゼロコロナ（18 件）

「ゼロコロナ」については持続可能ではないとして一貫して批判している。

▶昨年 5 月に非常事態宣言を解除した際、東京都の新規陽性者数は100 名どころか 7 名まで下げたのです。しかしこのグラフの通り 2 か月後には第 2 派が到来しました。つまり日本式非常事態宣言を数か月やって徹底的に封じ込めても、効果は長続きせずゼロコロナ路線はサステイナブルな感染対策ではないのです（2021.02.11）

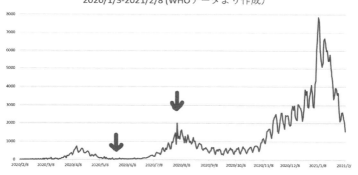

### 日本における新規PCR陽性者・患者数推移
2020/1/3-2021/2/8 (WHOデータより作成)

▶ はい、 ゼロコロナは実に多くのモノを奪いました。 命も
（2021.05.01）

▶ゼロコロナ論者が金科玉条の如く尊ぶ台湾の一時的成功体験が予想
通り崩壊。世界的人流が激しい現代において、さらに累計数千例の
SARS/MERSと違い1億人以上の感染者が発生した新コロを封じ込
める事など端から無理。I told you。さぁ、ゼロコロナチームがどう出
るか？（2021.05.16）（リンク記事：日本経済新聞 " 台湾で感染急
拡大　わずか1日で累計上回る185人　パニック買いも "）
　　｜（連続ツイート）
医療体制強化、第2類指定解除、緊急事態宣言解除した上でウィ
ズコロナポリシーを採択する事が持続可能性と「害と益」のバランス
からベスト！（2021.05.16）
　　｜（中略　連続ツイート）
既に累計約70万人が発生した日本で今からゼロコロナを目指す事の
実現可能性の低さが見て取れます。だから医療体制を強化して、救
えるはずの命が救えなかったという事態を回避しつつウィズコロナで、

（2021.05.16）

## マスク（7件）

　件数は少ないが、論理破綻したマスクの着用強制を批判。2月10日の一連のツイートでは、「医師会、専門家会議など医療団体がワンボイスでゼロコロナを唱えている現状では強大な官邸を持ってしても覆せない．無念だ」との安倍首相（当時）の言葉をそえながら、専門家グループを批判。「今更電車内ではマスク！？ロジック破綻極まれり」と投稿している。

▶マスク警察等のバカバカしい騒動が終息し、青春を取り戻せるという意味で、接種率50%がそのラインとしたらゴールは近い。ただ、若者でも五輪出場、海外渡航などの事情があれば接種した方が良い（2021.06.04）

▶コロナ脳もマスク脳も2類脳も自粛脳も大っ嫌いです。イ・ロジカル脳も！（2022.07.07）

▶**片山さつき**　コロナ対策はウイズコロナで、医療崩壊防ぎながら、2類を5類へ、を2020年5月安倍総理に提言した大木ドクター。新春初出演！ - YouTube コロナで分かったことの一つは「専門家会議」では、未曾有の事態への従来を超えた対応は出来ないという事。死角を刺せるのは知性ある部外者（2023.01.14）
編集者注：片山さつきは自民党参議院議員。YouTube さつきチャンネルから動画を配信。大木氏をゲストに迎えた回についてツイート。

　　｜　（片山さつきの投稿を引用ツイートする形で以下）
　**大木**　私はコロナ対策について2020-2021年にかけて安倍総理と菅総理と議論しましたが二人とも「コロナは長丁場。したがって医療崩壊を回避しつつウィズコロナ政策をとるべし，（2023.02.10）
　　｜　（連続ツイート）

**大木** „„その為にコロナ医療に財政支援を」とする大木提言に賛同してくれました．しかし総理は「大木さんと私とで合意しても医師会、専門家会議など医療団体がワンボイスでゼロコロナを唱えている現状では強大な官邸を持ってしても覆せない．無念だ．せめて指摘の通りコロナ医療に 1.6 兆円をつけます」„„（2023.02.10）

　｜　（連続ツイート）

**大木** „„とおっしゃっていました。総理に無念と言わせた張本人がいまさら …

そもそも電車でクラスターは発生していない、と声高に言ったのは尾身氏や当時の専門家会議。だというのに今更電車内ではマスク!?ロジック破綻極まれり。せっかく遅ればせながら 5 類にすると言うのに „„（2023.02.10）

　｜　（連続ツイート）

**大木** 「日本の死者数が少なかったのは国民の感染対策協力，保健所，医療機関の努力を挙げた」との事だが緊事宣言もなく勝手に第 8 波が収束した事からも分かる通り尾身氏指摘の貢献は的外れ．また 1.6 兆円もの支援を受けたのに国民の期待に応えなかった医療体制／医師会にも失望．

結局正しかったのはどっちか？（2023.02.10）

　｜　（連続ツイート）

**大木** そして懲りずにこんな主張を、、、

43 万人が死ぬ!、おじさん。厚恥。。。（2023.02.10）

（リンク資料：新型コロナウイルス感染症対策アドバイザリーボード ”マスク着用の有効性に関する科学的知見 ” 2023 年 2 月 8 日。西浦博ほかによる）


## ロックダウン（6件）

「不可能」「実効性がなく実害を伴う行為」など否定的。

▶ 台湾、NZ は水際対策に成功したので日本が今から真似る事はでき

ません。既に陽性者が40万人も出た日本がゼロコロナ路線をとると
したら、2020年2-4月に武漢で行われたような自宅ドアを封印する
ような徹底的ロックダウン＋市民全員PCRと隔離などの強攻策しか
なく、これは不可能です。（2021.02.11）

▶日別PCR陽性者数と死者数（東京）グラフ を更新しました。デ
ルタ株は感染力が強く、重症者数増加に伴い一般診療にも実害の
ない範囲で若干の制限が必要ですが、第5波襲来（1,000人越
え）から約1か月経ても死者数が一向に増えていない事は念頭に
置くべきです。バカ騒ぎせず一般的感染対策の励行が肝要です.
（2021.08.12）

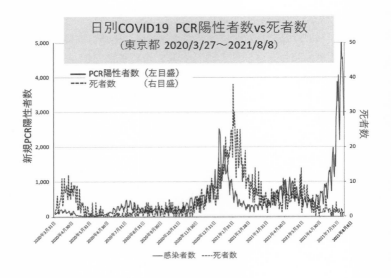

| （連続ツイート）

何を追加でやるか?というより緊急事態宣言やロックダウン、2類指定
相当、自粛警察、煽り報道、濃厚接触者追跡、帰国後2週間の自
己隔離など実効性がなく実害を伴う行為をやめてほしい、というメッ

セージですが、分かりにくいですよね。でも言論統制下にある身なので、ご容赦くださいませ（2021.08.12）

## 8割（4件）

「8割」は4件ヒットしたが、ほとんどは単に割合を示していた。ひとつだけ「8割おじさん同様に根拠が希薄」な別の感染症専門医に関するツイートがある。

▶感染症専門医の反撃に関する続報。以下のように僕がボソッと呟いた後に、友人から指摘されて彼のFBを再チェックしたらなんと、慈恵の名前が削除。その上、予想死者数が3000人から1000人に人知れず変更されていた。ふうむ。42万人が死亡と吠えた8割おじさん同様に根拠が意外に希薄である事を自ら証明。（2021.01.14）

## Go To（2件）

GoToは「大木コロナ分析」に基づくもの、との発言がある。

▶大木発言のレジュメ（2）は、https://t.co/JgDerZYvPn です。時系列から見ると、GoTo「トラブル」を全く意に介さない官邸のホンネが、「大木コロナ分析」に基くものであることが透けてみえます。6月18日の安倍・大木会談は、安倍をして「自信をもって」GoToトラベルを強行させたと思われます。（2020.11.08）
（リンク資料：第42回未来投資会議での大木隆生発言骨子）

## ソーシャルディスタンス（2件）

「やばいヤツとソーシャルディスタンシングをとるのが組織防衛の基本らしい」（2021.01.24）、「ワクチン問題からはソーシャルディスタンシングします！」（2021.03.06）など、冗談で用いているほかは言及がない。

### 3密 (1件)

　「密集」で1件ヒットしたが、いわゆる3密の文脈ではなかった。

# 【政治家編】

# 河野太郎
（Twitter 投稿等）

## 人物

　河野氏は自由民主党の衆議院議員、麻生派。祖父・河野一郎（1898~1965）は農林、建設ほかの大臣や副総理、父・河野洋平（1937~）は自民党総裁（総理にはなれなかった）、外務大臣、衆議院議長などを務め、ともに、その時代の有力政治家。

　河野太郎氏は安倍晋三内閣で外務大臣や防衛大臣を務めた。防衛大臣在任は、2019 年 9 月 11 日から翌年 9 月 16 日であり、コロナ禍の初動を防衛大臣として迎えたことになる。続く菅義偉内閣でも、行政改革担当大臣として留任。菅内閣では、第 2 回緊急事態宣言期間中の 2021 年 1 月 18 日、新型コロナウイルス感染症ワクチン接種推進担当大臣（以後「ワクチン担当大臣」とする）に就任している。2 日後の Twitter にて「ファイザー社とワクチンの供給について正式に契約」するなど、ワクチン体制の拡充に努める。さらに同月 22 日の参院本会議では、「『令和の運び屋』と言われるようにがんばる」と語ったことが、朝日新聞、日本経済新聞、NHK などの見出しにのるなど、話題となった。

　同年 9 月、自民党総裁選に立候補したが、岸田文雄氏に敗れる。

## 河野太郎 Twitter 投稿とその傾向（概要）

　河野氏はコロナ関連の発信を、Twitter・Facebook・Instagram を主な媒体として行ってきた。本調査では最も投稿量の多い Twitter に焦点を当て、対象期間の全投稿を記録。本書では、その一部を紹介する。

アカウント名は「河野太郎」。フォロワー数は263.1万人（2023年11月現在）。対象期間におけるTwitterへの全投稿件数は7297件（リツイートは除く）。平均すると、月に170件以上、日に5～6件のツイートをしている

　2020年4～5月、第1回緊急事態宣言とちょうど重なる時期には300件を超えていて、特に多い。1日10件以上のツイートをしていたことになる。その後、投稿がやや少なくなるが2020年は投稿が200件を下まわるのは1月と11月だけである。

　2021年1月にワクチン担当大臣に就任後、投稿量が、さらに減って5月には2桁に。しかし、同年末から2022年にかけて、再び増加に向かい、100～200件で推移する。

河野氏の月別投稿数

| 年 | 月 | 投稿数 |
|---|---|---|
| 2020 | 1 | 167 |
| | 2 | 226 |
| | 3 | 253 |
| | 4 | 330 |
| | 5 | 315 |
| | 6 | 226 |
| | 7 | 229 |
| | 8 | 224 |
| | 9 | 237 |
| | 10 | 214 |
| | 11 | 199 |
| | 12 | 263 |

| 年 | 月 | 投稿数 |
|---|---|---|
| 2021 | 1 | 181 |
| | 2 | 110 |
| | 3 | 139 |
| | 4 | 127 |
| | 5 | 85 |
| | 6 | 73 |
| | 7 | 83 |
| | 8 | 104 |
| | 9 | 45 |
| | 10 | 200 |
| | 11 | 95 |
| | 12 | 151 |

| 年 | 月 | 投稿数 |
|---|---|---|
| 2022 | 1 | 123 |
| | 2 | 174 |
| | 3 | 174 |
| | 4 | 126 |
| | 5 | 130 |
| | 6 | 215 |
| | 7 | 131 |
| | 8 | 129 |
| | 9 | 160 |
| | 10 | 140 |
| | 11 | 119 |
| | 12 | 206 |

| 年 | 月 | 投稿数 |
|---|---|---|
| 2023 | 1 | 184 |
| | 2 | 205 |
| | 3 | 285 |
| | 4 | 192 |
| | 5 | 31 |

| 年 | 月 | 投稿数 |
|---|---|---|
| 2019 | 12 | 297 |

| 全投稿数 | 7297 |
|---|---|

　ちなみに、2021年2月、河野太郎氏のツイッターフォロワー数は国会議員最多となった（2021年2月7日の毎日新聞サイト「河野太郎氏のツイッター、フォロワーが国会議員最多に　安倍前首相抜く」）。

　meyou（ミーユー）による国会議員ではない政治家も含む「Twitter日本「政治家・議員」フォロワー数ランキング1-50位」（2023年11月19日閲覧）によると橋下徹に続いて2位となっている。ちなみに本書の調査対象者（政治家）である吉村洋文は4位、

小池百合子は5位にランキング入りしていた。

## キーワード別発言

| 位 | 共通キーワード | 件数 |
|---|---|---|
| 1 | ワクチン | 186 |
| 2 | マスク | 52 |
| 3 | PCR | 25 |
| 4 | オリンピック | 11 |
| 5 | 8割 | 2 |
| 6 | ロックダウン | 2 |
| 7 | 自粛 | 1 |
| 8 | 緊急事態宣言 | 1 |
| 9 | 3密 | 1 |
| 10 | 2類 | 0 |
| 11 | Go To | 0 |
| 12 | ゼロコロナ | 0 |
| 13 | ソーシャルディスタン | 0 |

### ワクチン（186件）

　ワクチン担当大臣就任以前には「ワクチン」を含む投稿は2件、新型コロナとは直接関係ないものと、事務的な報告ツイートのみ。

　2021年1月、ワクチン担当大臣就任の翌日（19日）には担当する旨、挨拶。以後、担当大臣として、ワクチンをめぐる現状報告が多い。23日には「首相官邸（新型コロナワクチン情報）」アカウント発信の自身のメッセージ動画をリンクするとともに、ワクチンは、「感染症対策の決め手となるもの」とツイート。

▶コロナのワクチンのロジを担当します。ワクチンや注射する医師は厚労省、冷蔵庫は経産省、物流は国交省、使った針などは環境省、学校を使えば文科省、自治体の関係は総務省、予算は財務省等々と

調整して進めます。私はロジを担当し、政策については引き続き、田村大臣、西村大臣が担当します。（2021.01.19）

▶ファイザーのワクチンは、出荷が始まればヨーロッパの工場から航空便で輸送されます。工場から日本の空港の保税エリアへの搬入までの国際輸送の検証を行いました。（2021.01.21）

▶ワクチンは、新型コロナウイルスの感染症対策の決め手となるものです。国民の皆様が、安全で有効なワクチンを一日でも早く接種できるように、全力を尽くしてまいります。
ワクチンに関する情報をこのアカウントで発信していきます。ぜひ、あなたのフォローをお願いします。（2021.01.23）

2021年10月4日、河野氏はワクチン担当大臣を退任するが、その後もワクチン関連の発言がある。とくに2022年には、ワクチンデマに対する呼びかけを連続して投稿。特に話題となったのは、ワクチンをめぐる反ワクチン派との応酬である。

▶10万人あたりの新規 陽性者数です。反ワクチンデマに惑わされず、三回目まではしっかり接種しましょう。（2022.04.22）
（「首相官邸（新型コロナワクチン情報）」によるワクチン接種歴別の新規陽性者数報告の引用ツイート）

▶「ワクチンを接種した後に、ワクチンが原因で千数百人が亡くなった」「ワクチン接種したらウイルスを撒き散らす」などはデマです。他方、ワクチンには副反応があるということは、当初から説明しているとおりです。
ブログの内容を捻じ曲げて拡散するツイートにご注意を。
（2022.07.02）

　7月2日の投稿にリンクされた、自身の公式サイト記事では、以下のように述べている。

> 「ワクチンを接種した日より後に亡くなった」ということは、「ワクチンが原因で亡くなった」ということではありません。
> 副反応疑い報告制度に報告された死亡例には、ワクチン接種後に溺死したり、縊死した人も含まれています。
> 副反応疑い報告制度で報告されたワクチン接種後の死亡事例の中で、現時点でワクチン接種との因果関係があると判断された事例はありません。
> （衆議院議員　河野太郎公式サイト　2022.06.30）

　河野氏はワクチン担当大臣、元ワクチン担当大臣として、盛んにワクチンを推奨していた。
　メディアもまた「河野太郎ワクチン担当大臣が断言『全責任は私が引き受ける』」（文藝春秋2021年7月号の記事タイトル）などと報道。単純に文字通り受け取った反ワクチン派から「責任を取ると言ったよな」との攻撃にあい、河野氏の対応も過激になっていく。12月31日のブログでは「法的手段を検討」とも。

> 反ワクチングループが、私があたかも後遺症について責任をとるなどと発言したかのようなデマをしつこく流しています。悪質なものに関しては、法的手段を検討します。（衆議院議員　河野太郎公式サイト　2022.12.31）

## マスク（52件）

　2020年3月6日、マスクの供給や融通について投稿。10月、写真とともに、ご当地マスクを広報。マスク着用の呼びかけの投稿はなかった。

▶ 自衛隊が保有するマスク 155 万枚のうち、突発事態に備えるために初動に必要な 50 万枚を確保した上で、100 万枚を供出します。しかし、災害派遣では自衛隊員は 1 日あたりマスク 3 枚を使用する想定です。例えば熊本地震では最大 2 万 6 千人の隊員が派遣され、2.6 万人× 3 枚× 20 日= 156 万枚となります。（2020.03.06）

編集者注：河野氏は当時、防衛大臣。

　 |　（自己の投稿を引用ツイートする形で以下）

今後、国内でのマスクが月産 6 億枚以上に増産されていくので、万が一の大規模な災害派遣、あるいはコロナウイルスの感染拡大に対応するための業務に影響を与えないように、3 週間後には、政府内から 100 万枚を戻していただく前提です。（2020.03.06）

▶ 今 日 は 平 塚 マ ス ク。 平 塚 の は 奥 ゆ か し い の が 多 い な。（2020.10.27）

## PCR（25 件）

　 PCR 検査についての投稿は、主にクルーズ船ダイヤモンド・プリンセス関連やコロナ禍初期の帰国者の感染状況についての報告や広報であって、是非や意見表明はない。当時、防衛大臣であったことから自衛隊の活動、自衛隊病院での受け入れ状況などの報告が多い。

▶ 新型コロナウイルスの PCR 検査は、1 日あたり 300 件程度の能力を、クルーズ船の乗客の下船が可能になる 2 月 18 日以降は 1 日 1000 件まで能力拡大できる見込み。

医師と保健所の判断で、症状から見て検査が必要と思われる人にも PCR 検査を行えるようガイドラインを改正しました。（2020.02.12）

▶ 2 月 15 日午後 9 時現在、クルーズ船「ダイヤモンド・プリンセス号」の乗員乗客 3、711 名の内、PCR 陽性で入院 355 名、急病や付

添で下船 58 名、下船して政府が用意した宿舎に移動 12 名、乗船
継続 3、286 名。（2020.02.16）

▶ **防衛省・自衛隊**　昨晩（7 日）、グランドヒル市ヶ谷に 56 名の帰国
者が大型バス 4 台で到着し、宿泊していただいております。自衛隊
の支援を受けながら、安心、快適にご利用いただけるよう、ホテル
従業員等は一丸となって対応しています。（2020.04.08）
　　│　（防衛省・自衛隊の投稿を引用ツイートする形で以下）
　**河野**　PCR 検査の結果待ちの帰国者が滞在しています。昨日分は
みんな陰性でした。（2020.04.08）

　「PCR」を含むツイートは、ほとんど 2020 年 4 月までで出尽く
している。以後は、川崎重工に「全自動 PCR 検査ロボットの視察」
に行った（2020.10.23）ことや「茅ヶ崎のエメロードに PCR 検査
センターができた」（2022.03.12）などの報告があるが、特筆すべ
きものはない。

### その他のキーワード

　「8 割」「オリンピック」「ロックダウン」「自粛」「緊急事態宣言」
「3 密」はわずかにヒットしたが、事務的な内容で、意見表明では
なかった。
　「ゼロコロナ」「ソーシャルディスタンス」「Go To」「2 類 / 5 類」
に関しては、まったく言及なし。

# 小池百合子
## （Twitter 投稿）

### 人物

　小池氏は元テレビ東京『ワールドビジネスサテライト』のキャスターで、1992 年に日本新党から参院選に出馬し、初当選。後、自民党に移り、2003 年には環境大臣、2007 年には女性初の防衛大臣に。2016 年、東京都知事選に出馬し当選。コロナ禍の 2020 年 7 月、都知事に再選され 2 期目の就任となる。

### 小池百合子 Twitter 投稿とその傾向（概要）

　小池氏はコロナ関連の発信を、Twitter・Facebook・Instagram を主な媒体として行ってきた。本調査では投稿量が最も多い Twitter に焦点を当て、対象期間の全投稿を記録した。

　アカウント名は「小池百合子」。フォロワー数は 90.2 万人（2023 年 11 月現在）。対象期間における Twitter への全投稿件数は 1181 件（リツイートは除く）。

　第 1 回緊急事態宣言（2020 年 4 ～ 5 月）の頃に投稿が多く、月約 70 ～ 80 件となるが、他の月は約 30 ～ 40 件程度。2022 年後半から少なくなり、2023 年は皆無。

　コロナ禍において都知事という重職にあり、フォロワー数も多いことから、調査対象に選んだが、概して、「感染者が何人」などの無味乾燥な状況報告や「外出自粛のお願い」などの紋切り型の呼びかけが多く、内容的に見るべきものはあまりないので、本書における引用紹介は共通キーワードの一部にとどめる。

小池氏の月別投稿数

| 年 | 月 | 投稿数 |
|---|---|---|
| 2020 | 1 | 32 |
| | 2 | 31 |
| | 3 | 40 |
| | 4 | 86 |
| | 5 | 78 |
| | 6 | 70 |
| | 7 | 33 |
| | 8 | 35 |
| | 9 | 35 |
| | 10 | 39 |
| | 11 | 39 |
| | 12 | 34 |

| 年 | 月 | 投稿数 |
|---|---|---|
| 2021 | 1 | 45 |
| | 2 | 37 |
| | 3 | 31 |
| | 4 | 36 |
| | 5 | 43 |
| | 6 | 23 |
| | 7 | 29 |
| | 8 | 46 |
| | 9 | 34 |
| | 10 | 29 |
| | 11 | 7 |
| | 12 | 28 |

| 年 | 月 | 投稿数 |
|---|---|---|
| 2022 | 1 | 31 |
| | 2 | 28 |
| | 3 | 30 |
| | 4 | 34 |
| | 5 | 22 |
| | 6 | 0 |
| | 7 | 5 |
| | 8 | 6 |
| | 9 | 14 |
| | 10 | 22 |
| | 11 | 17 |
| | 12 | 5 |

| 年 | 月 | 投稿数 |
|---|---|---|
| 2023 | 1 | 0 |
| | 2 | 0 |
| | 3 | 0 |
| | 4 | 0 |
| | 5 | 0 |

| 年 | 月 | 投稿数 |
|---|---|---|
| 2019 | 12 | 27 |

| 全投稿数 | 1181 |
|---|---|

## キーワード別発言件数

| 位 | 共通キーワード | 件数 |
|---|---|---|
| 1 | 緊急事態宣言 | 149 |
| 2 | ワクチン | 80 |
| 3 | 自粛 | 51 |
| 4 | マスク | 46 |
| 5 | オリンピック | 39 |
| 6 | 3密 | 36 |
| 7 | PCR | 17 |
| 8 | 8割 | 15 |
| 9 | ソーシャルディスタンス | 5 |
| 10 | Go To | 2 |
| 11 | 2類/5類 | 0 |
| 12 | ゼロコロナ | 0 |
| 13 | ロックダウン | 0 |

### 緊急事態宣言（149件）

　「緊急事態宣言」の投稿件数が飛び抜けて多いが、これは、第2回以降の緊急事態宣言期間には≪緊急事態宣言発令中≫と題して、毎日のように『感染状況』を投稿しているためでもある。

最初に「緊急事態宣言」が現れるのは2020年4月5日、「緊急事態宣言の発出」を求める投稿。

▶東京都は、都民の命を最優先に、医療崩壊防止に努めています。軽症・無症状の方は宿泊施設に移動いただけるよう、環境を整備中。また、すでに外出自粛をお願いしておりますが、より実効性を高めるためにも、法的に裏付けされた国による緊急事態宣言の発出を早期に決断していただくよう求めています。（2020.04.05）

　当初一ヶ月の予定であった緊急事態宣言は5月4日、31日まで延長が決定。結局、25日に解除となる。何度か発令された緊急事態宣言のうち、2021年1月のものはとくに小池氏が重要な役割を果たしている。小池都知事は、大野元裕埼玉県知事、黒岩祐治神奈川県知事、森田健作千葉県知事とそろって西村経済再生担当大臣に面会し緊急事態宣言の発出を要請した。

▶新型コロナウイルスの2日の重症者は94人。死亡例なし。検査実施約3800件。
新規感染者814人（濃厚接触者295人、海外渡航歴1）。20代、30代が全体の43%。
1都3県の知事で、西村大臣に特別措置法に基づく緊急事態宣言を発令するよう要請、危機感を共有しました。1都3県が緊密に連携して対策していきます。（2021.01.02）

▶政府は、東京都など一都三県に緊急事態宣言を発出しました。2月7日まで都民、企業、事業者一体となって外出自粛へのご協力をお願いします。
6日の重症者は121人。お亡くなりになられた11名の方のご冥福を心よりお祈り致します。検査実施約15600件。
新規感染者2447人（濃厚接触者802人、海外渡航歴1）。

（2021.01.08）

小池知事が押し切るような形となった緊急事態宣言については、「コロナという日本が一丸となって取り組んで行くべき問題を自分のパフォーマンスに利用している」などの批判もある（ニッポン放送 NEWS ONLINE "コロナを自分のパフォーマンスに利用する小池都知事のやり方は"悪質なポピュリズムに見える" 2021.03.22）。

なお、小池氏と菅義偉官房長官のち首相の不仲説が 2020 年夏から報じられている（zakzak by 夕刊フジ "コロナで対立する小池都知事と菅長官　二階幹事長との不思議な「三角関係」に注目" 2020.07.21）。

また、2021 年 1 月の緊急事態宣言発令中、飲食店に午後 8 時までの営業時間短縮要請した際に、要請に従わなかった店舗に科料を課す警告「措置命令書」を 27 店舗に送った。そのうち 26 店舗がグローバルダイニングの店舗だった。グローバルダイニング側は東京都の行為を「違憲違法だ」と裁判に訴え、104 円（＝ 26 店舗× 4 日間× 1 円）の賠償を請求。2022 年 7 月 16 日に「都に過失なしで請求は棄却も、時短命令は違法であった」との判決が出た。この裁判についてチャンネルくらら「横弁先生のグローバルダイニング対小池百合子裁判の解説」で詳しく解説している。参照していただきたい。

## マスク（46 件）

小池氏は、さかんに「マスク着用」を呼びかけ、毎度、デザインの異なるマスクで注目を集めた。2021 年にも「歌舞伎マスク」な

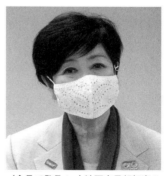

（会見で発見！ 小池百合子都知事の気になるマスク特集【レース、布・素材、柄、ブランド】）

どのパフォーマンスをしている。

▶新型コロナウィルスによる肺炎患者が都内で確認され、24日午前、緊急対策会議を開催。現状報告の後、全庁一丸で取り組むこと、外出時のマスク着用や指手消毒、情報の共有、体調悪化の際の医療機関に申し出、など都民に呼びかけました。2020大会時の感染症対策はすでに確立。対象疾病に臨機応変で臨む。（2020.01.25）

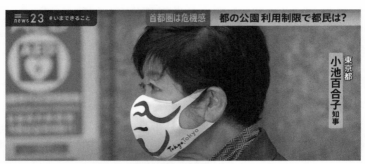

［新型コロナ］首都圏は危機感 都の公園 利用制限も【news23】（2021.02.24）

## その他　小池氏のパフォーマンス

　コロナ禍における小池氏のパフォーマンスのうち評判の悪かったものに「感染防止徹底宣言ステッカー」がある。

### 「感染防止徹底宣言ステッカー」

　ステッカーに関する小池氏のツイートをいくつか紹介する。

▶事業者の皆様に改めてお願いです。

7/31までを集中取組期間として、より一層の感染防止策の徹底をお願いします。

感染防止対策を講じている店舗の目印はコチラ。

店頭で虹のステッカー貼付の店をご利用ください。（2020.07.22）

▶感染防止策の徹底店はステッカーが目印です。(2020.07.24)

▶「感染防止徹底宣言ステッカー」の発行は本日現在、6万件超です。引き続き、事業者にはガイドラインを守ってステッカーを掲示していただき、利用者は十分な感染防止策が講じられている店をご利用ください。(2020.07.28)

▶今日の大相撲での一幕。
日本相撲協会の全面的ご協力でコロナ対策の告知旗が土俵を回りました。
感染しない・感染させないため
事業者の皆様は感染防止策実践の上、
感染防止徹底宣言ステッカーの掲示をお願いします。
利用者の皆様はステッカーを目印に、店舗をご利用ください。
(2020.07.31)

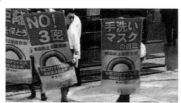

「感染防止徹底宣言ステッカー」は、事業者が感染拡大防止のために取り組むべきチェックリストをWeb上でチェックし、オンライン発行される。

事業者向け「感染防止徹底宣言ステッカー」

東京都HPより

しかし、8月にはステッカーを掲示していた店で集団感染が起こった。

東京・江戸川区のフィリピンパブで、小池百合子都知事肝いりの「感染防止徹底宣言ステッカー」を掲示していたにもかかわらず新型コロナウイルス感染者のクラスターが発生した。ところが小池知事は店側や客を批判するだけで、実効性を担保できないステッカーの仕組みを見直すつもりはない。引き続き"Tシャツ"や人気ユーチューバーを起用したパフォーマンスに終始している。（ダイヤモンド・オンライン"小池知事、都の「感染防止ステッカー」掲示店でクラスター発生でもパフォーマンスに終始"2020.08.21）

# 吉村洋文
## （Twitter 投稿）

### 人物

　吉村氏は大阪維新の会に所属。大阪府知事。地方自治体の長であるが、コロナ禍において特徴的な主張、行動があり、注目を集めた。コロナ禍初期に、大阪市内の４つのライブハウスを舞台にした集団感染への対応では、積極的な情報開示で複数の都府県にまたがるライブハウス来場者をあぶりだし、さらなる感染拡大の阻止の姿勢を明確にして脚光を浴びる。

　2020 年 5 月 4 日に政府が緊急事態宣言を延長すると、翌日には外出自粛や休業などの要請を段階的に解除するための独自基準「大阪モデル」を発表。

　また、2020 年 8 月 4 日の記者会見で「うがい薬がコロナに効くという研究結果が出た」と吉村知事が述べると、その後、各地で市販のうがい薬が姿を消した。

　2022 年 1 月末、吉村氏の肝いりで新型コロナ対策の臨時医療施設「大阪コロナ大規模医療・療養センター」（大阪市住之江区）が開設。「野戦病院」と呼ばれた。5 月 31 日に閉鎖。

### 吉村洋文 Twitter 投稿とその傾向（概要）

　吉村氏はコロナ関連の発信を、Twitter・Facebook・Instagram を主な媒体として行ってきた。本調査では最も投稿量の多い Twitter に焦点を当て、対象期間の全投稿を記録。本書では、その一部を紹介する。

　アカウント名は「吉村洋文（大阪府知事）」。フォロワー数は 125.4 万人（2023 年 11 月現在）。

　対象期間における Twitter への全投稿件数は 3726 件（リツイー

トは除く）。2020年4月、第1回緊急事態宣言以降の数ヶ月にツイート数が3ケタに増加。また、衆議院議員選挙（2021年10月19日公示、10月31日投開票）や参議院議員選挙（2022年6月22日公示、7月10日投開票）の時期には応援ツイートなどで増加している。

　記事をリンクする際、記事タイトルや記事内容のまとめをツイート冒頭に提示し「→」後などに報告や意見表明するパターンが多い。中には引用のみの場合もある。吉村氏のツイートなのか、記事の文面なのか、区別しにくい場合もあるが、自分で自分の発言について書かれた記事を引用しているのだから、内容は、おおむね本人の主張どおりと考えるべきだろう。なかには元記事がすでに閲覧不可能のものも多いので、本プロジェクトとしては、そんな記事・報道があったということがわかるという意味で、ありがたい投稿方式でもある。

吉村氏の月別投稿数

| 年 | 月 | 投稿数 | 年 | 月 | 投稿数 | 年 | 月 | 投稿数 | 年 | 月 | 投稿数 |
|---|---|---|---|---|---|---|---|---|---|---|---|
| | 1 | 54 | | 1 | 86 | | 1 | 110 | | 1 | 37 |
| | 2 | 85 | | 2 | 79 | | 2 | 89 | | 2 | 32 |
| | 3 | 91 | | 3 | 80 | | 3 | 93 | 2023 | 3 | 32 |
| | 4 | 180 | | 4 | 69 | | 4 | 106 | | 4 | 80 |
| | 5 | 149 | | 5 | 59 | | 5 | 103 | | 5 | 8 |
| 2020 | 6 | 105 | 2021 | 6 | 91 | 2022 | 6 | 111 | | | |
| | 7 | 100 | | 7 | 107 | | 7 | 79 | | | |
| | 8 | 84 | | 8 | 97 | | 8 | 88 | | | |
| | 9 | 75 | | 9 | 122 | | 9 | 114 | | | |
| | 10 | 96 | | 10 | 127 | | 10 | 70 | | | |
| | 11 | 83 | | 11 | 137 | | 11 | 58 | | | |
| | 12 | 78 | | 12 | 163 | | 12 | 54 | | | |

| 年 | 月 | 投稿数 |
|---|---|---|
| 2019 | 12 | 65 |

| 全投稿数 | 3726 |
|---|---|

## キーワード別発言

| 位 | 共通キーワード | 件数 |
|---|---|---|
| 1 | ワクチン | 225 |
| 2 | 自粛 | 73 |
| 3 | 緊急事態宣言 | 60 |
| 4 | マスク | 49 |
| 5 | 3密 | 16 |
| 6 | PCR | 15 |
| 7 | Go To | 15 |
| 8 | オリンピック | 14 |
| 9 | 2類/5類 | 11 |
| 10 | 8割 | 4 |
| 11 | ロックダウン | 2 |
| 12 | ソーシャルディスタンス | 1 |
| 13 | ゼロコロナ | 0 |

| 個人キーワード | 件数 |
|---|---|
| 出口戦略 | 13 |
| 大阪モデル | 256 |
| 補償 | 10 |
| 野戦病院 | 11 |
| うがい | 18 |

## ワクチン（225件）

　2020年3月、「税金をかけるべきは和牛券や魚介券でなく」ワクチンや治療薬であるとし、その国内開発に期待を寄せている。

　なお、「和牛券」「魚介券」とは、自民党が打ち出そうとした生産者支援構想。コロナ以前、訪日客需要の多かった和牛は新型コロナウイルスの感染拡大で大打撃。また、自粛要請で外出が減ったことにより、高級魚介類の需要も激減。自民党内では支持業界に利益誘導しようと競い合うように商品券構想を打ち出し、国民の間では族議員が激しく批判された。

　2021年2月、「集団免疫は難しい。やはりワクチンが重要」、6月、「出来るだけ早く、ワクチンを届けたい」、基本的にワクチン接種を推奨しているが、10月、「ワクチンを打つか打たないかは個人の自由」と発言。

▶〉吉村知事は「世界の英知を結集して、治療薬やワクチンの開発により力を入れていかなければならない。世界レベルで抑え込むことが

大切。日本が先導してやっていくべき」と語った。

→日本の医学、知力は世界トップレベル。税金をかけるべきは和牛券や魚介券でなく、ここだ。（2020.03.27）

編集者注：2020年3月25日の記者会見での回答についての投稿と思われる。大阪府HP「令和2年（2020年）3月25日 知事記者会見内容」で実際の吉村知事の発言を確認できる。

▶国の支援を得ながら、大阪で府市、阪大市大、府市病院が連携し、コロナワクチン等の実現に向けた協定を4月に締結、縦割りを超え、実現に向けて動いている。実際、7月から医療従事者を対象にした人へのワクチン投与（治験）を開始する。ワクチンができれば戦い方が大きく変わる。（2020.05.11）

編集者注：「府市、阪大市大、府市病院」とは、大阪府・大阪市・大阪大学・大阪市立大学・大阪府立病院・大阪市立病院のこと。

▶大阪・新型コロナ開発中のワクチン30日に治験開始へ 吉村知事「コロナとの闘いを反転攻勢させたい」

→全国初の人への投与を今月開始する。秋には数百単位、年末には10万〜20万単位、来年春以降には数百万単位で実用化を目指す。大阪の医学がコロナに打ち勝つことを証明する。（2020.06.17）

▶効果は？ 安全性は？ 新型コロナワクチンについて知っておきたいことQ＆Aで医師が解説（忽那賢志）→かなり詳しく、また分かりやすく書かれています。今後メディアで、因果関係不明事案でも「ワクチン接種後、死亡！危険！」みたいな報道も多くなると思うが、正確な情報を。（2021.01.21）

▶大阪の抗体保有率は0.58％。全府民880万人に引き直すと、約5万人。府の累計陽性者数は約4万5千人。検査時差を考慮しても検査数は一定適正範囲だろう（昨年6月検査は0.17％で当時累計

陽性者数は約2千人)。ただ、この数字だと集団免疫は難しい。やはりワクチンが重要になってくる。（2021.02.05）

▶大阪府・マイドームおおさか一棟借りで「大阪府コロナワクチン接種センター」設置
→6月中旬頃から運用開始。当初1日2000人規模で運営し、予診医師が確保でき次第3000人規模へ。ワクチンを出来るだけ早く府民に届けていく。ワクチンは市町村が中心だが、補完的役割を果たす。（2021.05.19）

▶〉「もし予約率が低い場合は、早々に、接種券を持っている64歳以下の府民を対象にした接種会場にして、できるだけ早くワクチンを届けていきたい」と臨機応変な対応を示唆した。
→第五波はいつ来るか分かりません。出来るだけ早く、ワクチンを届けたいと思います。（2021.06.07）

▶感染力が強いデルタ株（インド株）が流行しつつあると言われるイギリスの最新の感染状況。ブルーはワクチンを打ってない人、オレンジは少なくとも1回はワクチンを打ってる人。これを見てもワクチンの効果は凄まじい。日本においても速やかにワクチンを広げることが重要だ。（2021.06.14）
（リンク記事：ZOE Health Study "Cases rising rapidly among those with incomplete vaccinations" 2021.06.10）
　　　編集者注：「ブルー」「オレンジ」とは投稿上で見られる折れ線グラフの色。

▶尾身氏「40〜50代に接種を」吉村知事と意見交換
〉吉村知事は、新型コロナワクチンの接種状況に応じて社会経済活動を段階的に再開していくための「出口戦略」策定に向け、政府の新型コロナ感染症対策分科会の尾身茂会長とオンラインで意見交換したことを明らかにした。（2021.07.12）

▶副反応が心配で、ワクチンを受けるかどうか迷っておられる方、特に若い世代の方、副反応には個人差がありますが、参考にして頂ければ幸いです。僕自身、多少の副反応は出しましたが、しれてる範囲です。ワクチンによるメリットを考えれば、許容範囲です。順番が来たら、是非、ワクチン接種お願いします。（2021.07.28）

▶吉村知事　若者のワクチン促進へ特典制度導入「特典は民間からの寄付で税は投入せず」
→ワクチンを打つか打たないかは個人の自由です。高齢世代より若者世代の方がメリットが少ないのも事実です。ただ、コロナから自分を守る観点からも、他者を守る観点からも有効です。（2021.10.05）

▶吉村洋文府知事、生放送で「5類」移行の「新型コロナ」対策に「リスクの高い人をお守りすることに力を入れていきます」
→5月8日から高齢者、ハイリスクの方のワクチン接種が始まります。市町村から接種券が届く（届いてる）と思います。ハイリスクの方は備えをお願いします。（2023.05.06）

**自粛**（73件）
　2020年2月、新型コロナウイルスの感染拡大を受け、大阪府は国に先んじて、主催のイベントなどの中止や延期を表明。同時に国のリーダーシップを求めた。4月、「今回のコロナは二類感染症指定で同法の適用がないから、都道府県はやりようがない」「自粛と補償は表と裏」（投稿全文は「補償」参照）、5月、「ウイルスと共存」。
　2021年4月、「医療体制が非常に逼迫」。2022年1月、自粛期間の短縮を提言し、3月には「自粛してとは言わないが、どんちゃん騒ぎ控えて」など緩和の方向に。同年9月14日、「大阪モデル赤信号の解除基準を満たし」たとして、これを最後に、「自粛」のツ

イートがなくなる。

▶厚労省は大規模イベントについて「開催の必要性はよく検討すべきだが自粛要請はしない」という分かりにくい判断だ。感染拡大初期の今こそ、急激な感染ピークを抑える為に判断すべき時期だ。国民がどうしていいか分からない時ほど、トップの判断と指示は明確でないといけない。（2020.02.21）

（リンク記事：産経新聞 " 大阪府知事、イベント自粛は「国が中心で」呼びかけ求める "）

▶国の要請の下、府内の感染症指定病院で適切に受け入れてます。未だにイベントや集会の自粛は不要、インフルと変わらないと言ってる識者がいる。関東で感染した陽性者が、関ヶ原を超え、大阪で受け入れざるを得ない状況をどう見てるのか。防ぐべきは感染の急激拡大と医療崩壊。（2020.02.22）

▶**橋下徹** 新型コロナウイルス）法に基づかないイベント自粛要請を放置するのはダメだ。新型インフルエンザ等特措法でも期間とイベントの規模を政府が責任をもって決めなければならないことになっている。こここそ政府・国会議員の今一番優先順位の高い仕事。今は政治行政が責任を果たしていない。

編集者注：橋下徹は弁護士。大阪府知事や大阪市長を歴任。大阪維新の会代表、日本維新の会代表を務めた、維新の会の実質的な創業者。吉村氏とも関わりが深い。現在は政界から引退しているが、インフルエンサーとしての影響力は高い。

｜ （橋下徹の投稿を引用ツイートする形で以下）

**吉村** 新型インフル等特措法でも、都道府県が区域認定を受ければ、民間イベント自粛要請、指示ができる（45条）。しかし、今回のコロナは二類感染症指定で同法の適用がないから、都道府県はやりようがない。呼びかけレベル。都道府県が民間イベントの法的な自粛要請、指示ができるよう早急な国の措置を求める。（2020.03.04）

▶この連休 3 日間、大阪兵庫間の不要不急の往来自粛要請にご配慮頂いた皆様、ご協力ありがとうございました。19 日に発表した通り、週明け 23 日以降は往来自粛要請は致しませんが、ご自身の健康状態と感染拡大防止策にご留意下さい。国から要注意エリアの指摘を受けています。(2020.03.22)

▶〉社会経済活動を増やしていけば、人と人の接触は増える。ウイルスは広まる可能性はある。ゼロリスクを目指すのなら自粛生活をやり続けるのが 1 番。でもそうすると、社会経済は完全に死んでしまう。リスクの範囲内かどうか。これがまさにウイルスと共存していくことだと思う。(2020.05.14)

▶**橋下徹** 大阪府の吉村洋文知事が大阪モデルのバージョンアップを明言「基準の見える化を図る」(スポーツ報知)
➡今の日本において唯一のモデルとなっている西浦モデルを、敬意を持ってオープンに批判的検証をして欲しい。第 2 波に備えて。
　　│ (橋下徹の投稿を引用ツイートする形で以下)
**吉村** 西浦モデルに敬意を持ちつつ、批判的検証を大阪でオープンにやる。国は、3 月〜 5 月の効果検証をもっとやるべきだ。結果論や批判目的ではなく、次の波に備える為に。コロナ対策の国家戦略をたてないといけない。でないと、今後も、自粛のみが選択肢となり、消費マインドは生まれず、国家の危機を招く。(2020.06.04)

▶吉村知事「週末は外出自粛を」 大阪の感染者 3 日連続 800 人超(ABC ニュース)
→変異株は感染速度だけでなく、重症化率が高く、重症化も早いです。医療体制が非常に逼迫しています。大変申し訳ないですが、「今週末の不要不急の外出自粛」をお願いします。(2021.04.09)

▶吉村知事　濃厚接触者の自粛期間短縮を提言　14日間から、オミクロン潜伏期間に合わせ
　〉潜伏期間が3日なのに、14日間もずっと自宅で待機すると、社会インフラが成り立たなくなる可能性が高い。オミクロン株の潜伏期間に合わせた濃厚接触者への対応が大事（2022.01.11）

▶お花見は…吉村知事「自粛してとは言わないが、どんちゃん騒ぎ控えて」
　〉「時短要請もしませんが、1人1人の基本的な対策をちょっとずつ強めていただければ、何とかこの波を乗り越えられると思う」
　会食については同一テーブル4人以内、2時間程度以内などを要請します。（2022.03.18）

▶コロナの感染が減少し、大阪モデル赤信号○の解除基準を満たしましたので、本日、本部会議を開き、黄信号○に変更しました。これに伴い医療非常事態宣言を解除、併せて、高齢者施設の面会原則自粛の要請も解除しました。この間、ご本人ご家族様、施設職員の皆様に多大なご協力を頂き感謝申し上げます。（2022.09.14）
　　　　　　編集者注：「赤信号」、「黄信号」の右横の○はそれぞれ赤色、黄色。

## 緊急事態宣言（60件）

　第1回緊急事態宣言直前の2020年3月末頃は、「ギリギリの状態なら（緊急事態宣言を）出すべき」とコロナの「爆発感染」を警戒していた。5月、「緊急事態宣言を延長するなら……出口戦略を示すべき」「出口戦略の大阪モデルを作る」（投稿全文は「出口戦略」参照）「緊急事態宣言と自粛で大きく影響を受けた中小零細企業、個人事業を支援」。2021年7月、大阪が「緊急事態宣言を要請する基準」を示した。2022年には「人流抑制に頼るよりも、まずは高齢者に焦点を絞った対策でできることをやるべき」。8月、「緊急事態宣言」・「まん延防止」要請せず。

▶〉緊急事態宣言を出すかどうか、「まさにギリギリの状態」だ。
　→ギリギリの状態なら出すべきだ。このウイルスは潜伏期間も長く、軽症状も長期にわたる。その間に感染拡大。ステルス戦闘機みたいに見えにくい。指数関数的に増加し始めたら、爆発感染して手に負えなくなる。（2020.03.29）

▶対象から"外れていた事業者"にも…大阪府で「休業要請外」支援金の申請、受付始まる
　→本日から受付を開始しました。6月中旬頃から順次、お渡ししていきます。休業要請の対象にならなかったが、緊急事態宣言と自粛で大きく影響を受けた中小零細企業、個人事業を支援します。（2020.05.27）

▶昨日、緊急事態宣言を要請する基準として病床使用率50%の考えを示しました。宣言の常態化が指摘されるからこそ、基準と根拠を明確にすべきと考えたからです。ただ、宣言の発令を決めるのは、法律上、国です。発令が決まれば、一致結束、感染を抑える為のご協力お願いします。（2021.07.29）
　（リンク記事：NHK "緊急事態宣言 4府県追加 東京 沖縄も来月31日まで 政府方針"）

▶〉大阪府・専門家会議の朝野座長も「高齢者をいかに重症化、死亡から守るかが最優先の課題」だと強調。
　まん延防止重点措置の延長や緊急事態宣言を新たに発出して人流抑制に頼るよりも、まずは高齢者に焦点を絞った対策でできることをやるべきだと話す。（2022.02.17）

▶大阪府吉村知事　ウイルスの特性考え「緊急事態宣言」・「まん延防止」要請せず

→行動制限をしない判断をする以上、リスクの高い高齢者や妊婦さん、基礎疾患のある人を守る対策をより強化する必要があります。第6波を受け高齢者施設対策も強化してきました。今後もそうです。（2022.08.04）

## マスク（49件）

2020年1月、「マスクは感染拡大防止に有効」と認識。ただし、「マスクは国民市民でなく、医療機関に配布した方がいい」と医療崩壊を防ぐために医療関係者を優先しようとの発言があったり、聴覚障害者の要望に答えてマスクを外したり、夏場には熱中症への懸念を呼びかけるなど、マスク着用を絶対視せず、臨機応変に対応。

第1回緊急事態宣言が延長された5月には、「ウイルスとの共存」を目指し、「外出自粛ではなく、マスク、人との距離、接触等、外出の仕方を気をつけて活動を」。11月の感染拡大に際しては、「マスク着用、手洗い、消毒、うがい等、基本的感染対策の徹底をお願い」している。

2021年にも、「マスク会食の徹底」への協力など、お願いが続く。2023年3月には、原則としてマスク外し、着脱を強要しないように呼びかけている。

▶ **河野太郎**　国内の新型コロナウイルス感染者のうち、1名は全快、3名が軽快、1名が軽快傾向、3名が症状安定、1名が治療中、2名が症状なしで入院中。（2020.01.30）

編集者注：河野太郎は当時の防衛大臣。

｜　（河野太郎の投稿を引用ツイートする形で以下）

**吉村**　大阪の感染者がこの内、どれに当たるか分からないが、確実に快方に向かっている。メディアは、新患者が生じた場合の一早い発信に必死だが、その患者がどうなったかも発信すべきだ。新型コロナは空気感染しない。接触感染か飛沫感染。なので、手洗いが重要。マスクは感染拡大防止に有効。予防策を。（2020.01.30）

▶ マスクは国民市民でなく、医療機関に配布した方がいい。全国では
コロナだけでなく様々な病気で入院、治療が行われている。医療機
関が崩壊したら、助かる命が助からなくなる。先を見据えたら、国が
絶対的に死守すべきは、国民のマスク要望対応じゃなく、医療崩壊
を防ぐことだ。（2020.03.04）

▶ こういう理由で会見中や TV 出演中は、マスクを外します。手話通訳
さんを入れればとの意見もあると思いますが、僕の記者会見は、記
者の質問がなくなるまで時間無制限、2 時間超えることも多く、コロナ
に関する会見は専門用語も多いので、現時点で、府内で適切な手
話通訳さんが見つかってない状況です。（2020.04.09）
編集者注：「こういう理由」とは、唇の動きから理解していた聴覚障害者から「マ
スクを外してほしい」との要望があったことを指す。

▶ 吉村知事「大阪のデパ地下に行きたい」との質問に…（デイリース
ポーツ）
→休業要請を段階的に解除しながら、外出しないで下さいは矛盾。
これからは「ウイルスとの共存の道」を目指すべき。外出自粛ではな
く、マスク、人との距離、接触等、外出の仕方を気をつけて活動を。
（2020.05.19）

▶ 今日もそうですが猛暑が続きます。熱中症に注意が必要です。平成
30 年の大阪での熱中症の死亡者は 60 名です。新型コロナから命を
守ることも大切ですが、熱中症でも命を失います。マスク不要な環境
ではマスクを外し、部屋は涼しく、こまめな水分補給と体調管理をお
願いします。（2020.08.12）

▶ 確実に大阪でも新型コロナの陽性者数が増加しています。明日、詳
細分析を含めた本部会議を開催しますが、今一度、マスク着用、手

洗い、消毒、うがい等、基本的感染対策の徹底をお願いします。また、飲食の際は、どんちゃん騒ぎを避け、静かに楽しんで頂くようお願いします。（2020.11.10）

▶ 本日の本部会議で21日までのお願い、時短要請を3月末まで10日間延長することを決定しました。時短要請をさらに段階解除する予定でしたが、申し訳ありません。4人以下でのマスク会食の徹底、歓送迎会や謝恩会、宴会を伴うお花見の自粛、首都圏との往来自粛、基本的感染対策の徹底にご協力お願いします。（2021.03.18）

▶ 大阪知事 会食時のマスク着用やアクリル板設置など義務化検討
〉重点措置が適用された場合の対応について「大きな柱として飛まつ感染を防ぐことに力を入れたい。マスク会食の義務化や、アクリル板の設置、CO2センサーの設置による換気の徹底を義務化できないか検討している」（2021.03.30）

▶ 加藤厚労大臣、マスク着用は「個人の判断に委ねる」屋内・屋外問わず 来月13日から
→医療機関、高齢者施設にはリスクの高い人が多くいる。指針にも記載されているが、3月13日以降も、医療機関、高齢者施設においては、外部からの訪問者含め、マスク着用を継続すべきだ。（2023.02.10）

▶ 大阪吉村知事「原則マスク外す」 着脱を強要しないよう呼びかけ 〉
吉村氏は「ウイルスはなくなるわけではない」として、医療機関や高齢者施設への訪問時など、重症化リスクが高い人がいる場面では引き続き着用するよう協力を呼びかけた。 →ハイリスク者を守る為にご協力を。（2023.03.13）
（リンク記事：産経新聞）

## 3密（16件）

　2020年2月、大阪市内の「大阪京橋ライブハウスArc」でのコンサートで集団感染が疑われた。その後、大阪市の別のライブハウス「Soap opera classics -Umeda-」でも感染が確認され、「クラスターの連鎖が起きている」などと大きく報道された。

　「3密」関連のキーワードでヒットした吉村氏の投稿は、ライブハウスでの感染に関するものが多い。

▶2月15日に大阪市内のライブ会場で発生した新型コロナの感染について、感染者の早期探知、新たな感染の拡大防止の為、国に「クラスター対策班」の派遣を要請しました。不特定多数の密閉空間は新型コロナのハイリスク空間です。国の感染症専門家と協力し、感染拡大をできる限り押さえ込んでいきます。（2020.03.01）

▶2月15日、16日に、「大阪京橋ライブハウスArc」に参加された方は、症状の有無にかかわらず、ライブ関係者、お客さん含め、全員を検査の対象と致します。ライブの密閉性、感染者が複数発生等、特殊事情を考慮して判断しました。同ライブに参加された方はお近くの保健所の相談センターまでご連絡下さい。（2020.03.03）

▶国のクラスター班に大阪で感染急拡大を防ぐ為に何が必要か聞いた。結論はこれ。①夜間の繁華街への外出、②屋内での密集大声、息があがる活動、③至近距離の会話等の接客を伴う飲食店の利用、を控える。大阪府への提言内容です。府民の皆さん一人一人の協力が必要です。よろしくお願いします。（2020.04.05）

## PCR（15件）

　「PCR」がヒットするのは、主にコロナ禍初期の2020年。PCR検査で偽陰性が出ることを「やっかい」として、抗体検査の導入を主張。当初のPCR検査の大変さを指摘していたが、唾液による検

査が認められ、負担とリスクが軽減されると、検査能力を拡大へ。

▶ PCR 検査は 100% じゃなく、偽陰性も出ます。僕がやっかいと思う
のは、1ヶ月以上前に入院、症状改善し、2月1日退院、陰性、
退院後約 20 日後にまた症状が現れ、陽性。症状が収まっても油断
できない。一般事例か特殊事例か、感染拡大防止の観点からも重
要。国立感染研と共に原因調査する。（2020.02.27）

▶ 安心して社会活動をする為にコロナに感染してないことを証明する為
の PCR 検査をして欲しいというテーマでの僕の説明です。PCR にか
かる医療資源と、仮にそれをやってもその時点で陰性というだけでし
かなく、その意味で必要なのは、「抗体検査」です。是非、国にお
いては抗体検査を大量に導入して欲しい。（2020.04.22）
　（リンク動画：かんさい情報ネット ten. "' 緊急事態 ' あと 2 週間で
解除?吉村知事 5 月 6 日への展望 "）

▶ おおたわ医師のこの声を、PCR 検査をもっと増やせ!という論者に聞
いてもらいたい。検体採取がどれ程大変なことか。大阪は PCR 検
査数が全国 1、2 で、僕自身、もっと増やすべきと検査体制強化の
考え。ドライブスルー検査も複数箇所で実施している。ただ、この声
は皆が知るべきだ。（2020.05.09）
編集者注：リンク記事（YAHOO! ニュース）は閲覧不可だが、内容は内科医お
おたわ史絵氏の 2020 年 5 月 8 日ブログ記事「平和できれいな国の医師たち」と
思われる。

▶ 無症状者はダメらしいが、唾液による PCR 検査が認められたのは大
きい。検査のボトルネックの一つが鼻咽頭ぬぐいによる検体採取者の
感染リスクだった。唾液による検査が可能になれば、このリスクは回
避される。大阪では唾液を使った PCR 検査を積極採用し、検査能
力を拡大させる。（2020.06.02）

（リンク記事：NHK ”唾液使った PCR 検査が可能に　検査体制拡充に期待 ”）

## Go To（15件）

　GoTo に関しては、特に積極的でもないが、期間中には支援。感染拡大期には「今はブレーキを強めるべき状況」。

▶〉吉村知事「僕は全国的な GoTo キャンペーンは今、やるべきではないと思っています。いきなり全国に広げてやるのでなく、東京なら関東圏の人たちが東京から神奈川に行くとか、まずそれぞれの府県の近隣県、エリア、小さい単位から始めて感染の様子を見ながら全国的に広げるべき（2020.07.14）

▶「Go To」と併用可能　大阪府の飲食ポイント還元始まる（産経新聞）
　→感染拡大防止の為に、飲食店に厳しいお願いをした。結果、感染拡大は抑えられている。飲食店の支援を強化していく。お店だけでなく、利用者の方も感染症対策に気をつけながら、「食」を楽しみましょう。（2020.09.18）

▶吉村知事「その方向で」GoTo トラベル一時停止に（日刊スポーツ）
　→今はブレーキを強めるべき状況です。大阪は感染拡大期、しかも高齢者の重症者が多い状況です。GoTo については、知事に与えられた裁量の範囲内で立ち止まる方向で進めていきます。
（2020.11.21）

## オリンピック（14件）

　2020 年 3 月 25 日、吉村知事は記者会見で、「東京オリンピックの 1 年延期が決定されたことに対して、大阪府としてどう受け止めているか」という質問を受け、「中止にならなくてよかった」「完全

な形のオリンピックというのは難しい」「延期というのは適切な判断」と回答。（令和２年（2020 年）３月 25 日　知事記者会見内容）オリンピック期間中は「自宅でオリンピック」をと何度か呼びかけるが、賛成・反対などの意見表明や目立った発言はない。

　一方、コロナとは関係がないが、７月 23 日の東京五輪開会式で、日本オリンピック委員会（JOC）が日本選手団に入場行進時のスマホ、カメラの撮影を禁止。SNS 上では「開会式スマホ禁止ルール」がトレンドワードになった。これに関する吉村知事の次のコメントも話題となった。

▶そもそも日本だけがスマホ NG ルールがよく分からないが、これをおくとしても、開会式を全部見たが、行進中の日本選手はびっくりする位スマホ持ってなかったよ。
　想像を絶する苦難と努力を積み重ね、五輪の場に立つ日本代表選手には、リスペクトしかない。TV 越しに応援します。（2021.07.24）

## ２類 / ５類 (11 件)

　「２類」がはじめて投稿に現れるのが 2022 年１月。新型コロナウイルスを「２類相当のままでいくのか、通常医療に近づけていくのか、本質的議論が必要」。７月以降は、「５類相当にすべき」。

▶本日、病床使用率が 35% を超えました。まん延防止措置を要請するかどうか判断する為、あらかじめ定めた基準に達しましたので、明日、本部会議を開き、方針決定します。
　基本的感染対策にご協力お願いします。オミクロンを２類相当のままでいくのか、通常医療に近づけていくのか、本質的議論が必要です。（2022.01.20）

▶観光目的の外国人の入国　早ければ今月にも　大阪・吉村知事は２類相当の扱いについて「本質的な議論を」

〉観光目的の外国人の受け入れを緩和するのであれば、現在は、結核などと並ぶ感染症法上の「2類相当」としている新型コロナの扱いをどうするのか、方向性を示すべき。（2022.05.07）

▶吉村知事　コロナの感染症法上の位置付け「オール医療で対応を…2類から5類相当にすべき」
→行動制限をせず、感染力の強いBA5の波を乗り越えようというのなら、原則どの医療機関でもコロナに対応するという国家方針を示すべきだ。でないと発熱外来含め、医療がもたない。（2022.07.24）

▶新型コロナが5類に変更となり、本日、府の対策本部会議を開催しました。第88回となる本日の会議をもって法律上の府の本部会議は廃止となります。（後略）（2023.04.28）

**その他の共通キーワード**
「ロックダウン（2件）」については、補償とセットである主旨の発言なので、個人キーワード「補償」参照。「8割（4件）」「ソーシャルディスタンス（1件）」に注目すべき発言はない。「ゼロコロナ」はなし。

**吉村個人キーワード　出口戦略（13件）**
第1回緊急事態宣言中に、出口戦略の重要性を発信、大阪モデルの作成を宣言。

▶入口より出口の方が難しい。緊急事態宣言を延長するなら、こうなれば解除するという出口戦略を示すべきだ。でないと国民は何を目指したらいいか分からない。未来を描けない。感染者はゼロにならない。ここは専門家でなく政治家の判断だ。出口戦略の大阪モデルを作る。医療崩壊防止を基準にする。（2020.05.01）

## 吉村個人キーワード　大阪モデル（256件）

　「大阪モデル」とは新型コロナウイルス感染症の感染拡大状況及び医療のひっ迫状況を判断するため、2020年5月5日に大阪府独自に設定された指標。なかでも上記「出口戦略」が大きく注目された。2023年5月8日をもって終了。

　警戒を呼びかけるため、通天閣などに協力を要請して、2023年1月31日まで色分けのライトアップをしていた。

▶〉吉村知事は、ベッドの充足率など医療現場の状況について独自の指標を設けた上で、その指標を基準に、外出の自粛の解除や、休業を要請している施設等の再開を判断することを明らかにしました。
　〉今月15日時点の指標に基づいて当面の方針を判断する
　→大阪モデルを構築する。（2020.05.01）

▶大阪モデル、詳しく言えばこういうことです。報道では出口戦略ばかりですが、第二、第三の波が来ることも想定する必要があり、それに備えた、出口戦略と逆の入口戦略も策定しました。入口戦略は重症病床使用率ではなく、感染源不明の新規陽性者前週増加比率を採用してます。（2020.05.05）
　（リンク資料：府独自の基準に基づく自粛要請・解除の基本的な考え方（案）【大阪モデル】）

▶大阪府コロナ戦略策定へ／第2波備え　現実的な休業要請模索（産経新聞）
　〉近く専門家会議を開き、府内で新規感染者がピークに達した3月下旬から4月上旬にかけての感染状況を検証。ピークアウトの要因を分析するほか、再警戒を促す「大阪モデル」の基準値を見直す。（2020.06.04）

▶通天閣など「大阪モデル」色分けライトアップ周知　31日で終了へ

→通天閣さん、民間事業者の皆さん、ライトアップご協力ありがとうございました。今後、信号の色が変わる際には、「2週間のライトアップ」にまたご協力お願いします。「緑色」の信号を目指して頑張りましょう。（2020.08.31）

▶コロナ感染減少により大阪モデルの赤信号から黄信号へと変更になりましたが、本日を以て、ライトアップ事業は終了します。この間、未知のウイルスの感染状況をお知らせし、リスクを共有する方法として実施してきました。ご協力頂いた皆様に感謝です。なお、5月8日までは府HPで数値公表含め継続します。（2023.01.31）

## 吉村個人キーワード　補償（10件）

　本来、営業停止などを求めるなら補償とセットでなければならない。補償なしに半強制的な要請を行うことは財産権の侵害にあたる。

　吉村氏は損失補償ができないから「要請」にとどまることの問題を、比較的早い時期、2020年2月に指摘していた。4月、「自粛と補償は表と裏」、しかし「大阪の財政力では、東京都の真似はでき」ない、7月、「法改正が必要」。2021年9月には「いざというときのロックダウンと補償も必要」、「ロックダウン法制」を菅首相に提言。

　なお、財産権と営業の自由の制約については、救国シンクタンク叢書『自由主義の基盤としての財産権　コロナ禍で侵害された日本国民の権利』（総合教育出版）に詳述しているので、参考まで。簡単にまとめると、たとえ公共の福祉が目的であっても取られる措置が必要最小限度を超える場合には補償が必要である、が主旨。

▶**玉木雄一郎（国民民主党代表）**　何度も言うが、やはり新型インフルエンザ等対策特別措置法（特措法）に基づく「緊急事態宣言」（法32条）を発するべきだ。緊急事態宣言を発すれば、法律に基づき学校等に自粛要請ができる。法的な根拠なく、大型イベントの自

粛や休校を突然出すから現場が混乱する。新感染症への適用を政治判断すべき。（2020.02.28）

　　　｜（玉木雄一郎の投稿を引用ツイートする形で以下）

**橋下徹**　民間への自粛「要請」は政治の無責任。国による損失補償を避けるために自粛「要請」にしている。ここが新型インフルエンザ特措法の最大の欠陥。国防のための国民保護法は政府による処分と損失補償がワンセット。感染対策は国防そのもの。決定と損失補償のワンセットの思想を入れ込んだ立法を。（2020.02.29）

　　　｜（橋下徹の投稿を引用ツイートする形で以下）

**吉村**　今日の総理の記者発表にこれが含まれてればいいが、ここは肝の部分。府は2月18日時点で自らのイベントを1ヶ月間、原則全部中止を決めたが、民間には「要請」にとどまった。なんでか。府で損失補償できないからだ。法的根拠もなく、府の違法な支出になる。国で緊急法制してもらえば自治体もやりやすい。（2020.02.29）

▶僕ら政治家や全国の公務員、生活保護受給者、年金生活者は、コロナで収入は減らない。ここにお金を配るべきじゃない。それを財源に、行政から自粛要請を受けた民間に補償すべき。自粛と補償は表と裏。公務員300万、生保200万、年金3000万人（国民年金のみは除く）、10万円配るのやめたら3兆5000億円だ。（2020.04.02）

▶休業要請をした場合の補償の問題。国はしないと判断した。東京都は独自の協力金をするようですが、正直に申し上げて、大阪の財政力では、東京都の真似はできません。東京都の財政力は別格です。命を守る為のお金、大阪独自の経済対策は打っていきますが、東京と同じことができないことをお許し下さい。（2020.04.10）

編集者注：4月15日の定例記者会見で、吉村知事は、大阪府内の中小企業や個人事業主に独自の支援を実施する考えを示した。（2020.04.15　朝日新聞デジタル"大阪府も休業補償　個人事業主50万円、中小100万円"）

▶コロナの感染拡大の震源地がある程度見えているなら、ピンポイントの休業要請。しかし、あくまで要請であり、任意。補償もない。社会全体を止める訳にはいかない。感染拡大しやすい業態が分かってるなら、感染拡大防止に協力すべき法的義務が必要ではないか。法改正が必要だ。（2020.07.14）

▶飲食店・ライブハウスで10月にも行動制限の"緩和実験"　大阪・吉村知事が表明
→ワクチンと陰性検査を活用して、行動制限の緩和（アクセル）を検討することは賛成だし、課題もあるけど進めるべき。しかし、同時に、いざという時のロックダウンと補償（ブレーキ）も必要だ。（2021.09.10）

▶維新が「ロックダウン法制」の検討など菅総理に提言
〉日本維新の会は新型コロナウイルス対策として、十分な補償とセットで外出自粛を徹底する「ロックダウン法制」の検討などを盛り込んだ提言を菅総理大臣に手渡しました。（2021.09.15）

**吉村個人キーワード　野戦病院（11件）**

　2021年8月、感染が拡大するなか吉村知事は「大阪に1000床単位の野戦病院を作りたい」と述べ、1000床程度を備えた臨時の患者の受け入れ施設を設置する方向で調整に入った。（NHK"大阪 吉村知事「1000床単位の野戦病院を作りたい」阪大に相談"2021.08.28）

　吉村氏は当初、臨時医療施設について「野戦病院」と呼んでいたが、戦争体験者からこの言葉を使わないでほしいとの意見が寄せられたため、使用しないと表明した。（朝日新聞"大阪・吉村知事「野戦病院」使わない　戦争体験者からの声を受け"2021.09.03）とはいえ、その後も「野戦病院」で検索ヒットする投稿があることか

ら、まったく使われなかったわけではないことがわかる。

「野戦病院」が実際に稼働を始めたのは 2022 年である。1 月 31 日に無症状・軽症患者用 800 床、2 月 15 日に中等症患者用が開設。5 月 31 日に閉鎖。国際展示場を転用したので、広すぎて寒く、利用者は最大でも 1 日あたり 70 人、閉鎖までの累計で 303 人と少なかった。(AERAdot. "84 億円投じた吉村知事肝いりの大規模医療・療養センターはガラガラ「寒すぎて、失敗」と療養者"、現代ビジネス "【独自】事務方は反対していた! 78 億円で 303 人 大阪コロナ施設「吉村知事」のゴリ押し発言録を入手"、ニュースサイト ハンター "政策も「粗製乱造」| 吉村大阪府知事、役立たず新型コロナ野戦病院に 78 億円")

「野戦病院」を含む投稿は、2021 年 8 月末から 2022 年 1 月までの稼働前の期間に集中している。5 月の閉鎖時にも投稿がない。

▶大阪で大規模な野戦病院を作る。課題も多い。できない理由を考えたらきりがないので、できる理由を考える。どこまでできるか分からないが、できる限り、やってみる。行動を起こす。現実を動かす。府民の皆様には、感染者を一人でも減らすことにご協力お願いします。(2021.08.27)

▶野戦病院的な大規模医療施設、第 1 期の 500 床分が完成。10 月中に残り 500 床分を完成させます。感染が落ち着いてる今こそ、いざという時の為の医療体制を強化します。軽症 800 床分の医療従事者の確保は目処がつきました。中等症 200 床分はまだ確保できていません。しかし、努力します。最後まで努力します。(2021.10.01)

▶本日の新規陽性者数は 505 人。オミクロンの波が来ました。これまで強化してきた病院の病床、宿泊施設(医療型含む)、重症センター、野戦病院的大規模施設、外来、往診、飲み薬薬局等、なんとか組み合わせて波を迎えます。波を下げるべく、基本的感染対策

の徹底をお願いします。（2022.01.06）

## 吉村個人キーワード　うがい（18件）

　吉村知事は2020年8月4日、緊急の記者会見を開き、「ポビドンヨードのうがい薬」でうがいすることによって「コロナに効くのではないか」と発表。

　反響が大きすぎたのか、翌日には「うがい薬でコロナ予防効果が認められるものではありません」とツイート。翌年1月には「ポビドンヨードのうがい薬会見は僕も反省すべき点があった」とも。

　ポピドンヨードとは、うがい薬の有効成分。「イソジン」が代表的。その後、薬局でうがい薬が売り切れたり、オンラインで高額転売されたりした。

▶ポピドンヨードの公表資料です。臨床研究をしたのは松山医師。阪大系の先生で最近まで藤田医科大教授、現在、府立病院機構の次世代創薬センター長。詳細は下記の通りですが、うがい群と非うがい群の毎日のPCR検査は起床時のうがい前に実施。うがい後に検査ではありません。（2020.08.04）
　（リンク資料：大阪府HP "大阪府立病院機構大阪はびきの医療センターによる新型コロナウイルス感染症患者への研究協力について"）
　｜　（連続ツイート）
ポピドンヨードの効能としてコロナに効くとは薬事法上も言えません。松山先生の臨床研究成果の公表です。今後、大阪のホテル療養者向け第二次の大々的臨床研究にも府は協力します。新薬でもなく、昔からあるうがい薬、試す価値はあると思ってます。用法用量はお守り下さい。医薬品の転売は犯罪です。（2020.08.04）

▶誤解なきよう申し上げると、うがい薬でコロナ予防効果が認められるものではありません。重症化を防ぐ効果の検証はこれからです。判明したのは、唾液中のコロナウイルスを減少させ、唾液PCRの陰性化を

加速させること。唾液 PCR 検査は毎朝うがい前。感染拡大防止への挑戦。（2020.08.05）

▶ 西村氏は「単純なうがいではウイルスはなかなか取れないというのが、これまでの知見だ」とも語った。→これまでの定説。他人にうつす主な原因が唾液。ポピドンヨードのうがいが、口中のコロナを減少させ、陰性化促進が期待できれば、感染拡大防止の新たな選択肢が生まれる。（2020.08.05）

（リンク記事：産経新聞" ポピドンヨードうがい薬、西村担当相「専門家判断で活用検討」"）

▶ ただ、ポピドンヨードのうがい薬会見は僕も反省すべき点があったと思っており、反省しています。現在、担当研究者（医師）により、ポビドンヨードのうがい薬の第二次研究が進行しており、その研究結果がでれば、改めて公表されることになります。（2021.01.10）

# 西村康稔
やすとし

（Twitter 投稿）

## 人物

　西村氏は通産官僚から政治家へ。自由民主党の衆議院議員。

　2019 年 9 月の第 4 次安倍第 2 改造内閣時に経済再生担当大臣に就任。コロナ禍においては、2020 年 3 月から 2021 年 10 月まで（安倍・菅内閣）新型コロナウイルス感染症対策担当大臣として、第 1 回〜第 4 回の緊急事態宣言に関わった人物である。続く岸田内閣でも自民党新型コロナウイルス感染症対策本部長。

　著書『コロナとの死闘』（幻冬舎、2022 年 5 月）のアマゾンレビューでは、「大失敗のはずなのにドヤ顔」「経済破壊担当大臣」「過去最高の子供・女性の自殺率、超過死亡率の達成を成し遂げた戦

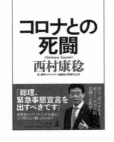

犯」「何が死闘だ。国民は愚策との死闘で苦しんでるのに」「恥ずかしくもなくよく書けたな」「コロナ禍で苦しむ国民への嫌がらせ」などなどと酷評の嵐。『週刊現代』（2022.05.25 ウェブ記事）によると「発売から 6 日間で 450 件を超えるレビューが投稿され、そのうち 95％が最低評価の星 1 つだった」。

## 西村康稔 Twitter 投稿とその傾向（概要）

　西村氏はコロナ関連の発信を、Twitter・Facebook・ブログ・YouTube を主な媒体として行ってきた。本調査では最も投稿数の多い Twitter に焦点を当て、対象期間の全投稿を記録。本書では、その一部を紹介する。

　アカウント名は「西村やすとし NISHIMURA Yasutoshi」。フォロワー数は 10.5 万人（2023 年 11 月現在）。対象期間における

Twitterへの全投稿件数は3340件（リツイートは除く）。コロナ担当大臣を降板（2021年10月4日）後はコロナ関連の投稿数が激減。選挙時には選挙活動の広報用途で使用される。

　西村氏はハッシュタグをよく使っている。ハッシュタグとはSNSの投稿内にハッシュマーク（#）をつけた言葉やフレーズ。クリックすると同じキーワードが使われた投稿を見つけることができる。シャープ（♯）とは異なる。

西村氏の月別投稿数

| 年 | 月 | 投稿数 |
|---|---|---|
| 2020 | 1 | 79 |
| | 2 | 90 |
| | 3 | 111 |
| | 4 | 98 |
| | 5 | 133 |
| | 6 | 91 |
| | 7 | 105 |
| | 8 | 98 |
| | 9 | 116 |
| | 10 | 119 |
| | 11 | 106 |
| | 12 | 120 |

| 年 | 月 | 投稿数 |
|---|---|---|
| 2021 | 1 | 108 |
| | 2 | 81 |
| | 3 | 81 |
| | 4 | 63 |
| | 5 | 70 |
| | 6 | 88 |
| | 7 | 87 |
| | 8 | 92 |
| | 9 | 83 |
| | 10 | 111 |
| | 11 | 46 |
| | 12 | 46 |

| 年 | 月 | 投稿数 |
|---|---|---|
| 2022 | 1 | 43 |
| | 2 | 50 |
| | 3 | 48 |
| | 4 | 36 |
| | 5 | 71 |
| | 6 | 65 |
| | 7 | 36 |
| | 8 | 52 |
| | 9 | 67 |
| | 10 | 68 |
| | 11 | 62 |
| | 12 | 72 |

| 年 | 月 | 投稿数 |
|---|---|---|
| 2023 | 1 | 87 |
| | 2 | 70 |
| | 3 | 68 |
| | 4 | 115 |
| | 5 | 31 |

| 年 | 月 | 投稿数 |
|---|---|---|
| 2019 | 12 | 77 |

| 全投稿数 | 3340 |
|---|---|

## キーワード別発言

| 位 | 共通キーワード | 件数 |
|---|---|---|
| 1 | 緊急事態宣言 | 208 |
| 2 | ワクチン | 172 |
| 3 | マスク | 92 |
| 4 | 自粛 | 89 |
| 5 | PCR | 86 |
| 6 | Go To | 62 |
| 7 | 3密 | 48 |
| 8 | オリンピック | 28 |
| 9 | 8割 | 26 |
| 10 | ロックダウン | 7 |
| 11 | 2類/5類 | 2 |
| 12 | ゼロコロナ | 1 |
| 13 | ソーシャルディスタンス | 1 |

| 個人キーワード | 件数 |
|---|---|
| 分科会 | 102 |
| 対策本部 | 61 |
| 新たな日常 | 42 |

## 緊急事態宣言（208件）

　第1回緊急事態宣言の直前の2020年4月5日、「必要なら緊急事態宣言は躊躇なく行う」が「ロックダウンではない」。5月7日、宣言延長の際には複数回に分けて会見動画の様子を投稿。「緊急事態宣言の解除の基準について……現在専門家と詰めている」とも。同月19日、「国による緊急事態宣言全国拡大で……感染拡大を防いだ」。

　2021年1月、第2回緊急事態宣言においては、人出が減っていないと苦言。延長の際は給付金の投稿を併せて行っている。同年4月には、まん延防止等重点措置について「緊急事態宣言と同等かそれ以上の強い措置を講じるもの」と説明。

▶国民生命を守るために必要なら ＃緊急事態宣言 は躊躇なく行う。＃オーバーシュート（＃爆発的感染）の兆しがないか日々専門家の方々のご意見聞き総合的に判断。ただし、いわゆる「＃ロックダウン」ではない。スーパー、薬局、鉄道、金融機関など生活に必要な機能は止めない。（2020.04.05）
　（リンク記事：NHK "緊急事態宣言 厚労相「影響最小に」都知事「早急な決断を」"）

▶国の責任である緊急事態宣言の解除の基準について既にいくつかお示ししているが、現在専門家と詰めている。例えば、直近2週間の新規感染者数が一定以下、1週間ごとの新規感染者数が減少傾向、感染経路不明の割合が一定以下、医療提供体制、特に重症者の命を守る体制が確保されていること等検討を急ぐ（2020.05.07）

▶新型コロナは無症状でも人に感染させるため、人の移動で全国的に拡大。各都道府県単独での対応は困難。国による緊急事態宣言全国拡大でGW中の移動自粛を要請し地方への感染拡大を防いだ。国は基本的対処方針で大きな方針を示し、各知事は地域の状況に応

じて様々な措置。各々が責任を果たす。（2020.05.19）

▶ 今回の緊急事態宣言措置では、飲食とそれにつながる人流を押さえることが重要で、テレワークは大きな柱になります。昨年春の緊急事態宣言時は「出勤者数の7割削減を目指す」とされ、実際に首都圏では通勤乗客数が7割以上減りました。こうした経験を踏まえ、昨年春の目標を目安に検討を進めます。（2021.01.05）

▶ ＃緊急事態宣言 後の三連休最終日ですが人出が減っていません。夜だけでなく昼の外出も控えてください。気温も湿度も低く、感染拡大しやすい状況が続きます。一層の注意をお願いします。昼も含めた不要不急の外出、県をまたぐ移動を含めた不要不急の移動の自粛、テレワーク7割を是非ともお願いします。（2021.01.11）

▶ 各地の新規陽性者数が減少傾向となっており、＃緊急事態宣言 の効果が一定程度出てきているものと思いますが、朝の通勤者数、休日の人出など、昨年春の緊急事態宣言時をかなり上回っています。この事態を長引かせないないためにも、テレワーク7割実施の徹底、不要不急の外出自粛を改めてお願いします。（2021.01.31）

▶ ＃緊急事態宣言 の延長を踏まえて支援策を拡充しました。緊急事態宣言地域の飲食店の時短営業や不要不急の外出・移動自粛の影響により売上が50％以上減少した場合に地域・業種を問わず中堅・中小企業に支給する ＃一時金 を法人最大60万円、個人最大30万円に拡充します。詳細は経産省から発表されます。（2021.02.02）

## 緊急事態宣言延長を踏まえた経済支援策

### 中堅・中小事業者への一時金

緊急事態宣言地域の飲食店の時短営業や
不要不急の外出・移動自粛　の影響により、

1月or2月の売上が前年比５０％以上減少の場合

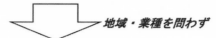

地域・業種を問わず

法　　　人　　４０万円⇒**６０万円**
個人事業主　２０万円⇒**３０万円**

▶ # まん延防止等重点措置 は、# 緊急事態宣言 に至らないようにするために、20 時までの飲食店の時短、イベントの人数制限、飲食店一店一店の見回りなど、地域を限定しますが、緊急事態宣言と同等かそれ以上の強い措置を講じるものです。20 日から、埼玉県、千葉県、神奈川県、愛知県を対象となります。（2021.04.16）

▶ 大型連休が本格的に始まりますが、昨年と比べ人出が減っていません。# 変異株 は極めて感染力が強く、何としても感染の急拡大を抑えるため # ステイホーム、特に、緊急事態宣言対象地域との往来は控えて下さい。JAL・ANA などはキャンセル料を取りません。帰省・旅行は今からでも考え直してください。（2021.04.30）

▶ 緊急事態宣言の延長に際し、支援策も拡充します。特措法第 24 条第 9 項に基づく時短要請等に応じた 1000 平米超の大規模施設に 1000 平米毎に 20 万円 / 日、テナントに対して 100 平米毎に 2 万円 / 日を支給することとし、4/25 から適用します。都道府県が独自に休業などを要請する場合に、国は協力金の 6 割を支援します（2021.05.07）

▶緊急事態宣言の期間延長区域拡大等に伴い、影響を受ける方々への支援を継続します。雇用者一人当たり月額最大33万円全額国負担の #雇用調整助成金 の特例を11月末まで延長します。中堅中小事業者への月額最大20万円の月次支援金は9月分も対象とし1－3月の一時支援金と合わせ最大180万円支援します。（2021.08.17）

## ワクチン（172件）

　ワクチンの接種率向上に向けた発信を繰り返しているが、内容は刻々変化。開発前の2020年7月には、「ワクチンができるまで、このウイルスをゼロにすることはできません」。ワクチンが開発され、接種が進む2021年6月には「ワクチンは2回の接種を完了させることで本来の効果」、同年9月、「ワクチンの効果も100％ではない」。

　2021年4月、副作用に関する懸念の声に対して、「症状の大部分は数日以内に回復」とワクチンの安全性を説いている。

▶新規感染者数が増えており危機感を強めています。ワクチンができるまで、このウイルスをゼロにすることはできません。（後略）（2020.07.24）

▶旧化血研であるKMバイオロジクスのワクチン研究開発現場を視察。（後略）（2020.09.28）
　　　｜　（連続ツイート）
同社はインフルエンザワクチンで実績があり、現在コロナの不活化ワクチン開発を進めています。また、アストラゼネカ社が開発中のワクチンの安全性有効性が確認されれば、その受託製造も想定しています。政府として補正予算で支援しており、安全で有効なワクチンの接種に向けて枠組みの検討を急ぎます。（2020.09.28）

▶新型コロナのワクチン接種について、発熱が不安との声があります。先行接種者（医療従事者）の健康観察調査では、1回目接種後で3%、2回目は38%の方に発熱がありました。ワクチン接種の過程で体温が上昇することは一般的と考えられています。症状の大部分は数日以内に回復しています。（2021.04.10）

▶米国CDCによるとワクチン接種完了後の感染率は0.01％。英国ではワクチンはアルファ株に約93%、デルタ株に約88%の発症予防効果の報告。日本国内で1回目接種後1週間以内の感染事例あり。ワクチンは2回の接種を完了させることで本来の効果。1回接種で安心することなく感染防止対策をお願いします。（2021.06.16）

▶銀座では高齢者の人出が増加。ワクチンは2回接種で高い効果があり、1回接種後ではクラスターも発生。油断せずに感染防止対策を。渋谷では若年層の人出が増加。大人数長時間の飲食での若年層のクラスターが目立ってきています。感染力の強いデルタ株も念頭に、対策の徹底が必要です。（2021.06.18）

▶新型コロナに100％はない。感染はゼロにはならない。ワクチンの効果も100％ではないが重症化防ぎ感染も一定程度抑えることできる。様々な対策組み合わせリスク下げる取組み重要。感染拡大防止と経済社会活動との両立図る鍵となるワクチン・検査パッケージについて国民的議論を重ね準備進めます。（2021.09.13）

## マスク（92件）

　2020年、新型コロナウイルス流行当初は、マスク不足に陥った。2020年2月、香川県が、県内でもマスクが買えない状況になっているのに、友好提携を結ぶ中国・陜西省にマスクを送り、「県民に配れ」と非難されたことなどが報道されている。（朝日新聞：”「県民に配れ」 中国へのマスク支援に苦情相次ぐ” 2020.02.08）

西村氏も3月、「マスクの高額転売」
や「マスクの約7割が中国依存」など
と、マスク不足について投稿している。

そんなコロナ禍初期の2020年、小池
百合子都知事など毎回異なるデザインの
マスクで話題になっていたが、西村氏も
またデニムのマスクが評判になった。

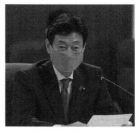

（WEB記事デイリーより）

4月、「ヘアゴム二つとハンカチがあ
ればお子様でもできます」と手作り布マスクの作り方ビデオなどを
ツイート。6月、スーパーコンピュータのデータ映像とともに「8
月以降のイベント開催のあり方を改めてお示しする予定」。7月、
手洗い・消毒・換気と並んでマスクを推奨。

2021年新型コロナウイルスの変異株であるデルタ株が発生する
と、6月、不織布マスクの着用を喚起。

▶# マスク の高額転売が横行し品薄に拍車をかける事態を解消するた
め3/15以降転売を禁止。国民生活安定緊急措置法の政令を改正
し、小売事業者等から購入したマスクを取得価格超で譲渡すること
を罰則の対象に。供給面でも抜本的な強化策を講じ皆様に届くよう
全力で取り組みます。（2020.03.12）

▶# マスクの約7割が中国依存 で需要に見合う製品確保に時間がか
かっていること、同じく中国依存のトイレ・キッチン供給が遅れ住宅
施工に支障・ポンプ部品の供給支障で消毒液製品の供給に支障が
出ていること、汎用部品の供給支障により自動車生産に支障が生じて
いるなど # サプライチェーン再構築 が急務。（2020.03.15）

▶私は地元の支援者の方が作ってくださった # 布マスク を毎日使っ
ています。布マスクは色や柄など楽しめ洗って何回でも使えます。
政府では、手作りマスクの作り方動画も提供しています。縫製の

必要もなく、ヘアゴム二つとハンカチがあればお子様でもできます。
（2020.04.29）

（リンク動画：" やってみよう！新型コロナウイルス感染症対策　みんなでできること "）

　　　　　　編集者注：リンク動画では子役俳優・鈴木福・夢がマスク作りを実演。


▶8月以降の屋内イベントの開催について、本日、第2回検討会を開催。世界一のスパコン # 富岳 によるシミュレーションでは、マスク着用で飛沫は抑えられるが、マイクロ飛沫は隣席に飛散する可能性を指摘。新しいエビデンスを基に政府としても8月以降のイベント開催のあり方を改めてお示しする予定です。（2020.06.30）

　　　　　　編集者注：スパコン富岳によるシミュレーション動画がリンクされている。


▶東京都の新規感染者数は本日67人で緊急事態宣言後最多。尾身茂先生とも懸念を共有。高い緊張感をもち対応していく。新宿区の検査勧奨等前二次感染防止のため重要。他地域にも展開。皆様に改めて①手洗い、マスク、消毒、換気、②ガイドライン順守、③体調が悪い方は外出を控えることをお願いしたい。（2020.07.01）


▶会食を通じた感染が拡大しております。大声・大人数・長時間の会食は感染リスクが高まりますので避けましょう。また、ガイドラインを遵守したお店を選びましょう。皆様には # 静かなマスク会食 をお願いします。マスクが命を守ってくれます。（2020.11.20）


▶感染力の強い変異株が拡大する中で、不織布で高い遮断効果をもつマスクを隙間なく適切に着用することが重要です。マスク性能についての初の日本の公的規格として #JIS 規格 が制定されました。今後この #JIS 規格 の商品が流通し適切に着用頂くことで変異株であっても感染防止に繋がることを期待します。（2021.06.16）

## 自粛 （89件）

　2020年3月までの段階では主に「イベント自粛」「渡航自粛」の意図で使っていたが、その後、不要不急の外出を控えることにも重点が置かれるようになる。その一方で、買いだめを牽制して、拘束力は強くないことを強調。

　2021年1月、第2回目の緊急事態宣言時には、1回目に比べて効果が出ていないとして、より一層の自粛要請を求める。

▶ 外出しても罰金があるわけではありません。散歩やジョギングできます。今まで以上に不要不急の活動の自粛は求められます。「密閉・密集・密接の三密＋大声」の回避の徹底です。国民一人一人の努力により感染症を封じ込める緩やかな法体系です。急いで買いだめしたり東京を出たりする必要もありません。（2020.04.06）

▶ ＃新型コロナウイルス感染症 対策に関し全国知事会と意見交換。＃夜の繁華街 で既に多くの感染が確認され全国的な広がりのおそれ。強い自粛要請の結果、他の道府県へ人の流れが生まれてはならない。全ての都道府県で ＃夜の街 への外出自粛するよう要請すべき旨基本的対処方針に新たに追加。周知を要請。（2020.04.11）

▶ 15日夜の人出は12月前半比で約半分に減った地域もありましたが、未だ昨年の ＃緊急事態宣言 時に比べ2倍となっています。昼間も含めた不要不急の外出・移動自粛の徹底で更に半分にする必要があります。今講じる対策の効果は2週間後。 ＃緊急事態宣言 を長引かせないためにもご協力を宜しくお願いします。（2021.01.17）

▶ 緊急事態宣言を発出して2週間が経ちましたが、人手が十分に減っていません。（後略）（2021.01.22）
　　　｜　（連続ツイート）
ご協力頂くにあたり支援を拡充します。＃緊急事態宣言 に伴い時短

要請にご協力頂く飲食店には月額換算最大 180 万円の協力金で支援します。緊急事態宣言地域の飲食店と取引がある又は外出・移動自粛で影響を受け売上高対前年 50%以上減少の中堅中小企業に最大 40 万円（個人 20 万）の一時金を給付します。（2021.01.22）

## PCR（86 件）

2020 年 2 月 5 日、クルーズ船ダイヤモンド・プリンセス上陸時には「帰国者全員に PCR 検査を受けて頂き、健康管理とともに感染拡大防止を期す」。5 月、訪日外国人、日本人帰国者への「PCR・抗原検査体制を整備していく」6 月、「入国前の PCR 検査証明や入国後 14 日間の位置情報保存等の追加的な措置を条件として想定」、7 月「PCR 検査を大幅に拡充」、2021 年 7 月、都道府県をまたぐ移動する人に「事前の PCR 検査、抗原検査をお願い」を発信。

▶第 5 回 #新型コロナウイルス感染症対策本部 開催。現在の発生状況、上陸審査の状況を共有。クルーズ船は乗客の健康管理とともに感染予防に万全の対策。チャーター第 4 便は明日派遣で最終調整。この規模の派遣は他国は未実施。帰国者全員に PCR 検査を受けて頂き、健康管理とともに感染拡大防止を期す。（2020.02.05）

▶#緊急事態宣言解除 が諮問委員会で了承。これは全て国民の皆様の努力の賜物。心から感謝。しかし、このウイルスはどこかに潜みつづける。ゼロにはできない。感染防止策を講じながら、段階的に経済活動を引き上げる。小さな流行をすぐに検知し、大きな流行としないよう PCR・抗原検査体制を整備していく（2020.05.25）

▶国際的な人の往来再開に向け段階的措置を発表。当面対象国は感染状況が落ち着いているベトナム、タイ、豪州、NZ を想定し、順次拡大。対象者はビジネス上必要な人材等とし国毎に調整。現行の水

際措置に加え入国前の PCR 検査証明や入国後 14 日間の位置情報保存等の追加的な措置を条件として想定。（2020.06.18）

▶ 大野元裕埼玉県知事と意見交換。感染者数は 48 人、22 人と増加傾向。警戒すべき状況との認識を共有。「夜の街」で、感染対策が十分な店への認証と不十分な店への外出自粛要請を組み合わせる取組は一つの有効策。同時に二次感染防止のため無症状でも接待を伴う飲食店関係者への PCR 検査を大幅に拡充する。（2020.07.10）

▶ 都道府県をまたぐ移動はなるべく控えて頂くとともに、やむを得ず移動する方々については、事前の PCR 検査、抗原検査をお願いします。7 月 20 日から 8 月末まで、羽田成田伊丹関西福岡の各空港から北海道沖縄に向かう方に勧奨し無料検査を開始します。7 月 15 日より予約できます。是非ご活用ください。（2021.07.13）

## Go To（62件）

西村氏は、Go To は経済活性化に効果があるとして、推進に賛成する立場。実際に観光地を訪れて状況を確認し、今後 Go To に力を入れていくと主張する投稿が複数ある。経済とコロナ対策の両輪を回すことが大切としており、「新たな日常」という単語に絡めた投稿が目立つ。

2020 年 10 月以降、感染が拡大したが、11 月、「陽性者が旅行先で感染を拡大させたとの報告はありません」、しかし、「感染拡大地域を目的地とする新規予約を一時停止する等の措置を導入」と発信。

▶ 旅行を支援する Go To トラベル事業が開始。7 月 22 日以降の旅行が対象。既に予約している方も旅行後の申請で対象に。1 人 1 泊 2 万円が上限（日帰りは 1 万円）。例えば、2 泊 4 万円の旅行の場合 1 万 4 千円分が割引に。9 月以降は旅先で使えるクーポン 6 千円分

もつきます。（2020.07.10）

▶ 原田義昭代議士とともに太宰府天満宮を正式参拝。社殿が大変美しい。参道の商店街では春以降厳しい状況が続いてきたが、ようやく人出が増えてきたとのこと。感染防止策を徹底して頂きながら GoTo キャンペーンなどで支援していきたい。隈研吾さん設計のスタバも馴染んでいい雰囲気。（2020.09.27）

▶ 今日 10 月 1 日から GoTo トラベル事業に東京発着が追加されますが感染拡大と経済活動の両立が重要です。事業者の方は改めてガイドラインの遵守を、旅行者の方はマスク、手洗い、消毒など基本的な対策の徹底をお願いします。発熱など体調悪い時は外出しないで下さい。皆んなで新たな日常を構築しましょう。（2020.10.02）

▶ GoTo トラベル事業で約 4,000 万泊の利用がある中で、報告された陽性者は 138 人です。また、陽性者が旅行先で感染を拡大させたとの報告はありません。本日面談した門川京都市長からも、京都への旅行で感染拡大は発生していないと聞きました。感染防止策を徹底し経済活動との両立を実現してまいります。（2020.11.14）

▶ 現在、新規感染者数が過去最多となり、病床が 25% を超えるなど専門家は幾つかの都道府県でステージ 3 と判断せざるをえない状況に早晩至る可能性があるとしています。ステージ 4 とならないよう、ステージ 3 の段階でチェックし、強い措置を導入し、一定の制約をかける必要があります。（2020.11.22）

　　　｜　（連続ツイート）
GOTO トラベルについては、参加者が原因で旅行先で感染が拡大したという報告はありません。また、福岡では、福岡を目的地とする旅客数は増加していますが新規陽性者数は落ち着いています。専門家も GOTO トラベルが感染拡大の主要因であるとの根拠は存在しない

としています。（2020.11.22）

　｜　（連続ツイート）

関係者ご尽力により、GOTO では感染防止との両立が図られていますが、ステージ 3 の地域には一定の制約をかける必要があるため、感染拡大地域を目的地とする新規予約を一時停止する等の措置を導入します。キャンセルの際の扱いなどの実務を観光庁が詰めており、知事とも連携して早急に対応します。（2020.11.22）

▶先日全国の旅館ホテルの方々に講演。長引くコロナ禍の影響を受け厳しさ続く観光業支援のため、県民割を地域ブロックに拡大し 5 月末迄延長。感染状況落ち着けば GoTo トラベルを再開へ。1000 億円の高付加価値化事業で、宿泊施設や土産物店の改修、公的施設のカフェ設置など行い地域観光の魅力を広げます。（2022.05.08）

編集者注：「県民割」とは地域限定で使用可能なクーポン券などの発行を支援する事業。Go To キャンペーンは 2020 年 12 月末に中断されたが、2021 年 3 月、観光事業者を支援する目的で、この「県民割」が実施された。

## 3 密（48 件）

　3 密を避けるよう呼びかけている。2020 年 4 月には「手引」を発信し、具体的な行動指針を示した。

▶今は #非常事態宣言 を出す状況ではない。このことは諮問委員会の #尾身茂 会長も断言。ただ、感染拡大しその方向に進むのか、何とか持ちこたえて行けるかの瀬戸際。引き続き、密閉、密集、密接の三密条件は回避すること、全国的な大規模イベントには慎重な対応が必要。この取組みの継続が極めて重要。（2020.03.29）

▶3 つの密（密閉・密集・密接）を避けるための手引き作成。新型コロナウイルスの感染拡大を防ぐため、咳エチケット、手指衛生等に加え、「3 つの密」を避けて下さい。屋外でも密集密接には要注意。人混みに近づいたり大声で話しかけることは避けましょう。ご質問は

厚労省フリーダイヤル 0120565663 まで。（2020.04.17）

▶感染力の強いデルタ株に対応するため、不織布マスクをつける、人と人との距離をしっかりとるなど、これまで以上に対策の徹底をお願いします。クーラーを使う季節になりますが換気の徹底が重要です。密集密閉密接の一つの「密」でも感染のリスクがあります。「ゼロ密」を心がけて行動お願いします。（2021.06.27）

**オリンピック（28件）**

　開催の是非に関する投稿はなく、あくまで開催は前提として、その開催方法を模索しているとの投稿がほとんど。2021年7月には大会期間中の自粛を呼びかける投稿も。

▶不要不急の外出自粛の徹底とともに、企業にはテレワークの徹底・分散休暇をお願いします。ワクチン接種が進むまでの「最後の我慢」にしたいと考えています。東京五輪では連日日本人選手が大活躍。家族かいつもの仲間と少人数で自宅でテレビでの応援を。安全安心のためご理解ご協力宜しくお願いします。（2021.07.27）

**8割（26件）**

　2020年4月、第1回緊急事態宣言のときに「最低7割、＃極力8割の接触削減 を何としても実現」などと発信。

▶＃緊急事態宣言 の目的は ＃接触機会を極力8割程度低減 を目指し感染拡大を封じ込めること。日々の携帯データ等を分析しネット上で共有する。例えば渋谷の人出はこれまでの自粛でかなり減少。昨日は追加で▲27%。でも、もう一段踏み込んだ取り組みが必要。ご協力お願いします。（2020.04.09）

▶＃新型コロナウイルス感染症対策本部。緊急事態を1か月で終える

ため、最低 7 割、# 極力 8 割の接触削減 を何としても実現。緊急事態宣言対象区域内では、オフィスの仕事は原則自宅で実施、出勤が必要な場合も、出勤者を 7 割減らす。中小企業も含め、全ての事業者にこの要請を徹底。」（2020.04.11）

## ロックダウン（7件）

　日本の緊急事態宣言は罰則を伴う強制力のある欧米のロックダウンとは違うとの意図で否定的に使用。

▶ 世界経済フォーラム分科会 TV 会議で講演。（後略）（2020.06.05）
　　｜　（連続ツイート）
　日本の民主的アプローチも紹介。欧米のような強制措置を伴うロックダウンを採用せず、国民への自粛要請で対応したこと。また、最先端の行動経済学のナッジ理論を採用し、例えばトイレに「隣の人はきちんと手を洗っていますか」とのメッセージを貼り、自然に国民の行動を促す手法を使ったことなど紹介。（2020.06.05）

## その他の共通キーワード

　「2 類 ／ 5 類（2 件）」「ゼロコロナ（1 件）」「ソーシャルディスタンス（1 件）」に関しては、特記するほどの発言はない。

## 西村個人キーワード　分科会（102 件）

　「分科会」とは専門分野ごとの小会議のことで、本来、一般名詞。ふつうの生活者が頻繁に耳にする言葉ではなかったが、新型コロナウイルス感染症の対策に特化して審議する「分科会」の意向・決定が政府のコロナ対策に影響を与えていることが、連日のようにメディアで報道されたため、コロナ禍の時期には指定なしに「分科会」と言えば、尾身茂氏を会長とする「新型コロナウイルス感染症対策分科会」のことであった。2020 年 7 月 3 日に新設、2023 年 9 月 1 日廃止。

西村氏自身も新型コロナウイルス感染症対策担当大臣として会に出席。「分科会から……提言をいただきました」など、分科会からの提言に基づいたコロナ対策を行っていたことが分かる。

▶ #専門家会議 を発展的に移行する #新型コロナウイルス感染症対策分科会を設置。分科会長となる #尾身茂 先生と一緒に会見。ワクチン接種の在り方や感染状況の分析等を議論。感染症専門家だけでなく経済学者、知事、企業経営者等幅広いメンバーから構成。足下の感染状況を踏まえ週明けにも開催予定。（2020.07.03）

　　｜　（自己の投稿を引用ツイートする形で以下）
新たに設置される分科会の会長には #尾身茂 先生にご就任頂きます。3月6日に担当大臣に就任以来、尾身先生とは毎日、感染状況の分析や対策についてご意見を頂いてきました。この間のご尽力、ご貢献に心より感謝しています。これからも「二人三脚」でコロナ対策に取り組んでいければと思います。（2020.07.03）

▶本日の感染者数は東京250人。大阪221人、愛知167人、福岡101人は過去最多。今まで感染者ゼロの岩手でも感染確認。各地の状況を危機感をもって注視。日々の感染者報告数は検査件数の多寡や報告の遅れの影響を受けるため、発症日ベースで分析する必要。今週中にも分科会を開催。専門家に評価頂く。（2020.07.29）

▶さらに、分科会から、大都市の歓楽街（接待を伴う飲食店のある地域）に対する感染拡大防止対策の強化に向けた提言をいただきました。関係者がPCR検査を迅速に受けられる体制構築などに取り組むべきとの内容です。都、新宿区と連携して歌舞伎町で対応した経験を踏まえ、早急に検討を行います。（2020.08.25）

▶分科会から年末年始の休暇の分散、小規模分散型旅行の推進の提言をいただきました。政府として、公務員における率先した対応や経

済団体への働きかけなどを行います。また、10/31 のハロウィンについても議論頂きました。街頭での飲酒等の自粛、オンラインイベントへの参加などを呼び掛けてまいります。(2020.10.24)

▶ 今回の新型コロナウイルス感染症は歴史的緊急事態であり、将来しっかりと検証できるよう、記録を残すことが極めて重要です。このため、コロナ分科会は、発言者名含め議事録と同等の詳細な議事概要を作成し、既に 10/23 開催分まで公表するなど速やかに対応しています。引き続き積極的な公表を行います。(2020.11.07)

## 西村個人キーワード　対策本部 (61件)

　西村氏は 2021 年 10 月、菅内閣の退陣とともに新型コロナウイルス感染症対策担当大臣を退任するが、すぐに、自民党のコロナ対策本部長に就任。岸田内閣でもコロナ対応に携わり、大臣でない期間も対策本部長としての立場から議論の内容を投稿。

▶ 自民党のコロナ対策本部長を拝命しました。
　これまで 4 度の緊急事態宣言の経験を活かし、以下のような課題に取り組みます。①医療提供体制の維持・強化、②国民の皆さまにご協力頂くために十分な支援策を講ずることも含め「緊急事態宣言の再定義」を行い、特措法の改正も視野にいれた検討を進めること。(2021.10.09)

▶ 私が本部長務める自民党新型コロナ対策本部では、ワクチンの追加接種について、できる限り前倒しを政府に要請してきましたが、本日岸田総理は、医療従事者、高齢者施設入居者等の接種間隔を 6 ヶ月に、一般の高齢者は 7 ヶ月に前倒しする方針を表明しました。これからも政府の取組みを後押ししていきます。(2021.12.17)
　(リンク：NHK ” 岸田首相 ワクチン「3 回目接種」前倒し方針を表明 新型コロナ ”)

▶私が本部長務める自民党コロナ対策本部で挨拶。4回目のワクチン接種について、これまでのワクチンの効果、後遺症の状況、抗体価などを分析し検討を進めること、またオミクロン株含めこれまでの取組みを分析・評価し、経済活動との両立に向けて、中長期的な出口戦略の議論も始めるべきと指摘しました。（2022.03.16）

## 西村個人キーワード　新たな日常 (42件)

「新たな日常」とは、2020年7月17日に閣議決定された「骨太方針2020」(正式名称は「経済財政運営と改革の基本方針2020～危機の克服、そして新しい未来へ～」)に盛り込まれ、新型コロナウイルス感染拡大防止を念頭に置いた生活様式のこと。「感染拡大防止と経済社会活動と両立」を目指す。

（参考：PDF「経済財政運営と改革の基本方針2020について」）

▶コロナ感染症等の状況を踏まえ、今年の骨太方針は「新たな日常」の構築など感染症拡大への対応と経済活性化の両立に向けた課題への対応に焦点を当て策定したい。デジタル化の遅れなど様々な課題が明らかになったが、これを機に一気に社会変革を進め、日本の経済・社会の新たな姿を示して行きたい。（2020.05.19）

▶3密回避、テレワーク、キャッシュレス決済、ハンコの廃止など「#新たな日常」を進めていく。行政手続きのデジタル化がカギ。多核連携型の国づくりで、東京一極集中を是正。また、頻発化・激甚化する災害から国民の生命を守るための国土強靱化、防災・減災の取組も大きな柱。（2020.07.17）

▶（前略）感染拡大防止と経済社会活動と両立するには#新たな日常　を実践するしかありません。#昔の日常　に戻れば感染は拡大します。#新たな日常　とはどんな生活でしょうか。以下の通りです。

（2020.07.24）

## 「新しい生活様式」の実践例

**（1）一人ひとりの基本的感染対策**

**感染防止の3つの基本：①身体的距離の確保、②マスクの着用、③手洗い**
- □人との間隔は、できるだけ2m（最低1m）空ける。
- □会話をする際は、可能な限り真正面を避ける。
- □外出時や屋内でも会話をするとき、人との間隔が十分とれない場合は、症状がなくてもマスクを着用する。ただし、夏場は、熱中症に十分注意する。
- □家に帰ったらまず手や顔を洗う。
- 人混みの多い場所に行った後は、できるだけすぐに着替える、シャワーを浴びる。
- □手洗いは30秒程度かけて水と石けんで丁寧に洗う（手指消毒薬の使用も可）。
- ※ 高齢者や持病のあるような重症化リスクの高い人と会う際には、体調管理をより厳重にする。

**移動に関する感染対策**
- □感染が流行している地域からの移動、感染が流行している地域への移動は控える。
- □発症したときのため、誰とどこで会ったかをメモにする。接触確認アプリの活用も。
- □地域の感染状況に注意する。

**（2）日常生活を営む上での基本的生活様式**

- □まめに手洗い・手指消毒　□咳エチケットの徹底
- □こまめに換気（エアコン併用で室温を28℃以下に）　□身体的距離の確保
- □「3密」の回避（密集、密接、密閉）
- □一人ひとりの健康状態に応じた運動や食事、禁煙等、適切な生活習慣の理解・実行
- □毎朝の体温測定、健康チェック。発熱又は風邪の症状がある場合はムリせず自宅で療養

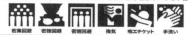

密集回避　密接回避　密閉回避　換気　咳エチケット　手洗い

**（3）日常生活の各場面別の生活様式**

**買い物**
- □通販も利用
- □1人または少人数ですいた時間に
- □電子決済の利用
- □計画をたてて素早く済ます
- □サンプルなど展示品への接触は控えめに
- □レジに並ぶときは、前後にスペース

**娯楽、スポーツ等**
- □公園はすいた時間、場所を選ぶ
- □筋トレやヨガは、十分に人との間隔をもしくは自宅で動画を活用
- □ジョギングは少人数で
- □すれ違うときは距離をとるマナー
- □予約制を利用してゆったりと
- □狭い部屋での長居は無用
- □歌や応援は、十分な距離かオンライン

**公共交通機関の利用**
- □会話は控えめに
- □混んでいる時間帯は避けて
- □徒歩や自転車利用も併用する

**食事**
- □持ち帰りや出前、デリバリーも
- □屋外空間で気持ちよく
- □大皿は避けて、料理は個々に
- □対面ではなく横並びで座ろう
- □料理に集中、おしゃべりは控えめに
- □お酌、グラスやお猪口の回し飲みは避けて

**イベント等への参加**
- □接触確認アプリの活用を
- □発熱や風邪の症状がある場合は参加しない

**（4）働き方の新しいスタイル**
- □テレワークやローテーション勤務　□時差通勤でゆったりと　□オフィスはひろびろと
- □会議はオンライン　□対面での打合せは換気とマスク

※ 業種ごとの感染拡大予防ガイドラインは、関係団体が別途作成

厚生労働省HP より

▶経済界に対しテレワーク等による出勤7割減を要請してきましたが、実施状況の公表は上場企業3800社のうち12%455社、経団連企業は1/4の状況。6日に改めて経団連が会員企業に取組徹底を要請。お盆明け16日以降も現下の厳しい感染状況を受け、新たな日常の象徴でもあるテレワーク推進をお願いします。（2021.08.14）

## その他　西村大臣の"失言"

　4回目の緊急事態宣言を発するにあたって西村氏は、2021年7月8日の記者会見において、酒類の提供停止や休業・時短に関する要請に応じない飲食店に厳しく対応すると発言。さらに、こうした情報を金融機関とも共有し、順守を働きかけていくと述べた。これに対して批判が相次ぎ、辞任を求める声も上がるほどで、自民党内でも問題視された。

▶酒類提供の停止要請を行うにあたり、飲食店関係者にご協力頂けるよう、協力金支給の迅速化に向けその先渡しが可能となる仕組みを導入します。同時に、要請に応じない飲食店に対し特措法に基づく命令罰則を厳正に適用するとともに、当該事業者と酒類の取引を行わないよう酒類販売事業者に要請します。（2021.07.09）

### 協力金の支給事務の迅速化

酒類提供自粛が長期に及んでおり、再度の酒類提供自粛が飲食店の経営に
与える影響が大きいこと等を踏まえ、飲食店に対し、協力金の先渡しを含めた　`新規`
早期支給を行う。

①酒類提供自粛要請等に継続して協力し、過去に協力金の支給を受けている事業者
　➤7月12日以降酒類提供を自粛する等の誓約書を提出した場合、
　審査を簡略化し過去分の協力金と併せて、7月12日以降分の**協力金を先渡し**(注)

②現在、協力していないが、過去に協力金を受給した事業者
　➤7月12日以降酒類提供を自粛する等の誓約書を提出した場合、
　一定の審査を行った上で、7月12日以降分の**協力金を先渡し**(注)

③今春開店した事業者など、今回初めて申請する事業者
　➤7月12日以降酒類提供を自粛する等の誓約書を提出した場合、
　事業実態等の審査を行った上で、7月12日以降分の**協力金を早期支給**

(注)売上高方式で申請する事業者に対し、売上高方式の下限額に限り、先渡しを実施。

▶飲食店の皆様には、新型コロナ対策にご協力頂き感謝申し上げます。この度は、私の発言で、混乱を招き、特に飲食店の皆様に不安を与えることになってしまいました。何とか感染拡大を抑えたい、多くの皆様にご協力頂きたいとの強い思いからではありますが、趣旨を十分に伝えられず反省しております。（2021.07.11）

　　　　｜　（連続ツイート）

決して融資を制限するといった趣旨ではありませんでしたが、様々なご指摘を重く受け止め、飲食店の皆様のご不安を払拭するため、金融機関への働きかけは行わないこととしました。今後、飲食店の皆様には、時短等の要請にご協力頂けるよう、協力金の先払い制度を導入し迅速な支給を行ってまいります（2021.07.11）

　　｜　（連続ツイート）

また金融機関には、事業者への資金繰りの支援を重ねてお願いしてきており、飲食店の皆様が事業を継続できるよう、支援に万全を期してまいります。他方、不公平感を解消し要請に応じて頂いている飲食店の皆様のご協力に応えていくためにも、ご協力頂けていない飲食店へも粘り強く働きかけてまいります。（2021.07.11）

西村氏の"失言"に対する自民党の対応を産経新聞から引用する。

> 森山裕国対委員長と林幹雄幹事長代理は9日、首相官邸で加藤勝信官房長官と面会し、西村康稔経済再生担当相が休業要請や命令に応じない酒類を提供する飲食店に融資元の金融機関と協力して順守を求める考えを示したことについて「国民に誤解を招く発言がないように気をつけてほしい」と語った。
>
> （中略）
>
> 森山氏は記者団に「金融機関から働きかけるかどうかを決めているわけではない。そのことを含めて対応されると思う」と述べ、政府が西村氏の発言を事実上撤回する可能性に言及した。
>
> （産経新聞"自民党、西村発言で首相官邸に申し入れ「誤解招かないように」"2021.07.09）

　この西村大臣の発言については、救国シンクタンク叢書『自由主義の基盤としての財産権　コロナ禍で侵害された日本国民の権利』（総合教育出版、2022 年）で詳述した。

# 加藤勝信
（Twitter 投稿）

## 人物

　加藤氏は大蔵省出身。自由民主党の衆議院議員。以下の通り安倍内閣の時代から断続的に厚生労働大臣の職に就いている。

2019 年 9 月〜 2020 年 9 月　厚生労働大臣（第 4 次安倍内閣）

2020 年 9 月〜 2021 年 10 月　官房長官（菅義偉内閣）

2022 年 8 月〜 2023 年 9 月　厚生労働大臣（岸田内閣）

## 加藤勝信 Twitter 投稿とその傾向（概要）

　加藤氏はコロナ関連の発信を、Twitter・Facebook を主な媒体として発信してきた。本調査では当該期間における Twitter・Facebook の発信を記録した。以下は投稿数が多い Twitter についてのデータである。

　ツイッターアカウント名は「加藤勝信」。フォロワー数は 2.6 万人（2023 年 11 月現在）。対象期間における Twitter への全投稿件数は 1522 件（リツイートは除く）。うち、【STAFF】から始まる投稿が 626 件。【STAFF】とは秘書などによる投稿と思われる。

加藤氏の月別投稿数

| 年 | 月 | 投稿数 |
|---|---|---|
| 2020 | 1 | 10 |
| | 2 | 9 |
| | 3 | 6 |
| | 4 | 3 |
| | 5 | 3 |
| | 6 | 1 |
| | 7 | 3 |
| | 8 | 0 |
| | 9 | 29 |
| | 10 | 43 |
| | 11 | 38 |
| | 12 | 35 |

| 年 | 月 | 投稿数 |
|---|---|---|
| 2021 | 1 | 28 |
| | 2 | 40 |
| | 3 | 37 |
| | 4 | 39 |
| | 5 | 41 |
| | 6 | 130 |
| | 7 | 99 |
| | 8 | 79 |
| | 9 | 137 |
| | 10 | 126 |
| | 11 | 62 |
| | 12 | 57 |

| 年 | 月 | 投稿数 |
|---|---|---|
| 2022 | 1 | 68 |
| | 2 | 33 |
| | 3 | 40 |
| | 4 | 26 |
| | 5 | 38 |
| | 6 | 50 |
| | 7 | 35 |
| | 8 | 27 |
| | 9 | 22 |
| | 10 | 17 |
| | 11 | 16 |
| | 12 | 20 |

| 年 | 月 | 投稿数 |
|---|---|---|
| 2023 | 1 | 28 |
| | 2 | 10 |
| | 3 | 7 |
| | 4 | 22 |
| | 5 | 4 |

| 年 | 月 | 投稿数 |
|---|---|---|
| 2019 | 12 | 4 |

| | | |
|---|---|---|
| 全投稿数 | | 1522 |

↑ staff 投稿含む

月別に見ると、2020年8月まではツイート数がおおむね一ケタ台。内閣官房長官に就任した2020年9月から増加し2ケタ台に。2021年中盤は100件前後と最も多い時期である。その後、だんだんと少なくなっていくが定期的に投稿を続けている。

　厚生労働大臣・官房長官という重職にあったことから調査対象に選んだが、ツイートは事務的。見るべきものはあまりないので、引用紹介は割愛する。

## おわりに

　世界標準の公文書（こうぶんしょ）の定義とは、「公の意思決定に関係する文書（ぶんしょ）」のことである。ただし、狭義には「役所の中で作成された文書（ぶんしょ）」に限定される。

　今回のコロナ禍における緊急事態宣言に関し、政府は狭義の公文書（こうぶんしょ）を整理、歴史史料として保存公開するだろう。文書（ぶんしょ）は、現用の段階では「ぶんしょ」と読むが、非現用の歴史史料となった場合は「もんじょ」と読む。最も、法律用語では「ぶんしょ」と「もんじょ」は区別せず一括して「ぶんしょ」と読むようだが、それはいい。きちんと保存・整理・公開してくれるなら。

　問題は、私文書（しぶんしょ）である。今次コロナ禍において、無数の私文書（しぶんしょ）が溢れ、その少なからずが公の意思決定に影響を与えた。文書（ぶんしょ）は紙媒体とは限らない。世はSNS全盛時代である。何もしなければ、私文書（しぶんしょ）は「もんじょ」として残されることなく、消えていく。結果、どのような言論が公の意思決定に影響を与えたか、記録が残されなくなる。俗に「後世の歴史家の評価を待つ」と言われるが、記録が残らなければ歴史家も評価をしようがない。だから、歴史家の為だけでなく、同じような危機に際し適切な政策が行えるよう、検証の為に本プロジェクト「コロナ禍を記録する」を立ち上げ、本書にまとめた。

　これは本来、国立公文書館の仕事だと思う。日本の国立公文書館は、一義的には公文書（こうもんじょ）の保存を行う機関である。公文書（こうもんじょ）は、公文書管理法では歴史公文書（れきしこうぶんしょ）と言うが、同じものだ。問題は、国立公文書館は私文書（しぶんしょ）を公文書（こうもんじょ）にする権限があるのだ。

著作権法

第四十二条の四（公文書管理法等による保存等のための利用）

　国立公文書館等の長又は地方公文書館等の長は、公文書管理法第十五条第一項の規定又は公文書管理条例の規定（同項の規定に相当する規定に限る。）により歴史公文書等を保存することを目的とする場合には、必要と認められる限度において、当該歴史公文書等に係る著作物を複製することができる。

2　国立公文書館等の長又は地方公文書館等の長は、公文書管理法第十六条第一項の規定又は公文書管理条例の規定（同項の規定に相当する規定に限る。）により著作物を公衆に提供し、又は提示することを目的とする場合には、それぞれ公文書管理法第十九条（同条の規定に基づく政令の規定を含む。以下この項において同じ。）に規定する方法又は公文書管理条例で定める方法（同条に規定する方法以外のものを除く。）により利用をさせるために必要と認められる限度において、当該著作物を利用することができる。

　ただ、政府の怠慢を責めるよりは、民間でできることをして補助して公益に供した方が良い。後世の模範とまでは行かないが、さきがけの仕事のつもりでプロジェクトを行った。

　プロジェクトに参加してくれた下記の諸氏の名を記しておきたい。

　まずは株式会社キャリアコンサルティングの、しがく総合研究所より。

　第一の功労者として、プロジェクトリーダーとして作業の骨格を設定、本書編集にも参加してくれた、宮澤駿平の労を多とせねばならない。序章の一部も宮澤君の筆による。

　長期のプロジェクトに渡ったので、リーダーも交代した。宮澤君の前にリーダーを務めたのが、長瀬舞子さんである。

　作業員としては、山口勇、松崎太洋、奥野義一、水沼優奈、相良

優樹、松葉慎、川端佑弥、石沢朋也、大鳥居剣士、酒井隆寛の諸氏が協力してくれた。

　他に作業以外の協力者として、佐々木大輔、大貫瞬治、岡本正春の諸氏。

　私が主宰する倉山塾東京支部より協力してくれた作業員・協力者は、竹村貴子、山本健太、貴俵理智子、斉藤祐助、米内和希の諸氏。

　本書編集には、倉山工房の徳岡知和子さんに労苦をおかけした。

　ここにあげたすべての人への感謝を記す。


　本書をお読みいただき、如何だっただろうか。

　私は伝染病に対する政策は、「恐怖に打ち克たねばならない」だと考えている。もちろん、その裏付けとしての医学の知見・技術が必要だ。

　では、誰が一貫して正しい言論を行っていたか。本書はあえて結論を示さない。本書だけでなく、本当はご自身で検証してほしい。

　本書で使用したデータは、（一社）救国シンクタンクで公開の予定である。おそらく、希望者に実費でデータを郵送する形になると考えている。それを利用し、本書の欠点を建設的に批判、論を発展させてほしいと考える。


　「コロナって何だったのか？」
　「そのコロナ対策、何の為にやるの？」


　この二つを明確に説明した論者は誰だっただろうか。あるいは為政者は。

　哲学とは突き詰めれば、「それって何？」「それを何の為にやるのか？」の二つに尽きる。

　今次コロナ禍の教訓は、この意味での哲学は医学にこそ必要なのであり、また未来に未知の伝染病が訪れた際の教訓となるのではないか。

　フランスの宰相ジョルジュ・クレマンソーは「戦争は軍人にだけ任せておくには、あまりに重大である」との名言を残した。

　ならば、伝染病対策は医者にだけ任せておくには、あまりにも重大である。

　後世に教訓とできるよう祈り、筆をおく。

（一社）救国シンクタンク理事長・所長

倉山　満

救国シンクタンク叢書
コロナ禍を記録する
後世に語り継ぐためのアーカイブズ

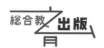

2024 年 4 月 9 日　初版発行

編　者　救国シンクタンク
発行者　伊藤和徳

発　行　総合教育出版 株式会社
　　　　〒 171-0014
　　　　東京都豊島区池袋二丁目 54 番 2 号アーバンハウス 201
　　　　電話　03-6775-9489
発　売　星雲社（共同出版社・流通責任出版社）

構成・編集　倉山工房　徳岡知和子
装丁・販売　奈良香里、山名瑞季
進行　土屋智弘
印刷・製本　株式会社シナノパブリッシングプレス